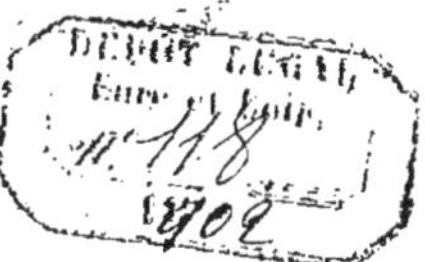

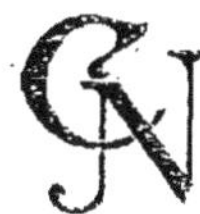

Dr G. LEGROS

Ancien Interne des Hôpitaux de Paris.

RECHERCHES BACTÉRIOLOGIQUES

SUR LES

GANGRÈNES GAZEUSES AIGUES

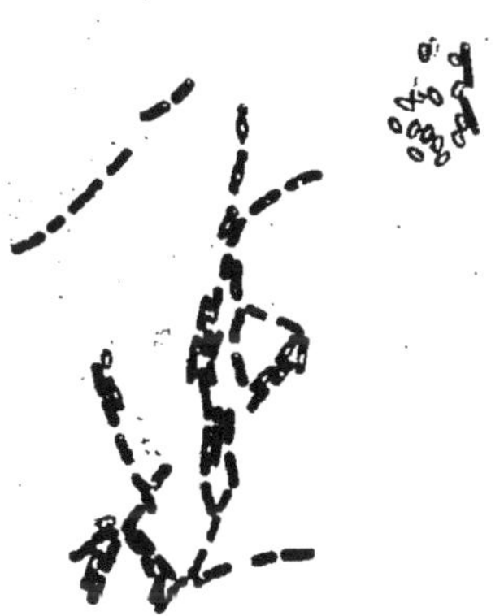

B. Septique aérobie 1500/1

PARIS

C. NAUD, ÉDITEUR

3, RUE RACINE, 3

1901

RECHERCHES BACTÉRIOLOGIQUES

SUR LES

GANGRÈNES GAZEUSES AIGUËS

PAR

Le Dʳ G. LEGROS

PARIS

C. NAUD, ÉDITEUR

3, RUE RACINE, 3

1902

PUBLICATIONS ANTÉRIEURES

Fréquence et distribution de la contraction idio-musculaire chez les paralytiques généraux. *Soc. de biol.*, 12 nov. 1898. (En collaboration avec M. Féré.)

De l'identité du bacille lactique aérogène et du pneumobacille de Friedländer. *Ann. de l'Institut Pasteur*, juillet 1900. (En collaboration avec M. Grimbert.)

Septicémie streptococcique et entérite à bacilles pyocyaniques chez une adulte. *Soc. de biol.*, séance du 23 juin 1900. (En collaboration avec M. Charrin.)

Action des pigments microbiens. *Soc. de biol.*, 3 nov. 1900.

B. coli et B. typhique. *Soc. de biol.*, 15 déc. 1900. (En collaboration avec M. Grimbert.)

Colibacilles et capsules bactériennes (réfutation d'un article de Boni. *Centralblatt f. Bakteriologie*, 8 déc. 1900). *Soc. de biol.*, 22 déc. 1900.

Le liquide céphalo-rachidien dans le tétanos spontané. *Soc. de biol.*, 30 mars 1901. (En collaboration avec M. Milian.)

Hémothorax traumatique infecté à streptocoques et à b. perfringens. *Soc. de biol.*, 4 mai 1901. (En collaboration avec M. Lecène.)

Sérum antidiphtérique et pneumocoque. *Soc. de biol.*, 4 mai 1901.

Un cas de gangrène gazeuse aiguë mortelle. *Soc. de biol.*, 22 juin 1901. (En collaboration avec M. Lecène.)

Sur la valeur du milieu bactériologique : petit lait tournesolé de Petruchsky ; et sur un milieu très sensible pour l'appréciation de l'attaque du lactose et des hydrates de carbone en général. *Soc. de biol.*, 26 octobre 1901. (En collaboration avec M. Grimbert.)

Le sérum antidiphtérique dans la pneumonie. *Journ. des Praticiens*, 14 déc. 1901. (En collaboration avec M. Landrieux.)

Un cas de salpingite suppurée aseptique. *Annales de gynécologie et d'obstétrique*, février 1902.

Revues générales (*Gazette des hôpitaux*).

    3 et 10 septembre 1898. Sténoses du pylore. (En collaboration avec M. A. Coyon.)

    10 mars 1900. Les Pyocyanies.

A MON PRÉSIDENT DE THÈSE

M. LE PROFESSEUR LE DENTU

A MES MAITRES DANS LES HOPITAUX

M. TUFFIER, CHIRURGIEN DES HOPITAUX.

MM. CHARRIN, LANDRIEUX, MATHIEU, GIRAUDEAU, MÉDECINS DES HOPITAUX.

MM. FÉRÉ, MÉDECIN DE L'HOSPICE DE BICÊTRE.

VOISIN, MÉDECIN DE L'HOSPICE DE LA SALPÊTRIÈRE.

M. GRIMBERT, PROFESSEUR AGRÉGÉ A L'ÉCOLE SUPÉRIEURE DE PHARMACIE.

A M. LE Dr MOIZARD, MÉDECIN DE L'HOPITAL DES ENFANTS-MALADES.

A M. LE PROFESSEUR AGRÉGÉ P. MARIE, MÉDECIN DES HOPITAUX.

A MES MAITRES ET AMIS

MM. LES PROFESSEURS AGRÉGÉS F. BEZANÇON, GOSSET.

M. LE Dr PHILIPPE, CHEF DE LABORATOIRE DE LA FACULTÉ.

M. LE Dr DURANTE, CHEF DE LABORATOIRE A LA MATERNITÉ.

M. LE Dr A. SICARD, CHEF DE CLINIQUE DE LA FACULTÉ.

RECHERCHES BACTÉRIOLOGIQUES

SUR LES

GANGRÈNES GAZEUSES AIGUËS

INTRODUCTION

Par gangrènes gazeuses aiguës, il faut entendre ici les infections aiguës ou suraiguës, surtout observées chez l'homme à la suite *des broiements, des écrasements, des fractures compliquées des membres, des plaies par les gros projectiles de guerre* (Verneuil) ; ces infections, aujourd'hui rares, sont caractérisées par *la production de gaz au sein des tissus encore vivants, la décomposition putride de ces tissus et l'intoxication de tout l'organisme* (Pasteur) ; elles sont encore actuellement, pour beaucoup d'auteurs, *définies* par une spécificité microbienne *et une spécialité symptomatique* (Forgue).

La spécialité symptomatique est bien connue, les dénominations multiples (1) sous lesquelles ont été étudiées

---

(1) Érysipèle bronzé (Velpeau). Emphysème gangreneux (Chassaignac). Pneumohémie putride, gangrène foudroyante (Maisonneuve). Emphysème du moignon (Sallenox). Infection putride aiguë (M. Perrix). Septicémie gangreneuse aiguë (Morand). Gangrène traumatique envahis-

successivement les gangrènes gazeuses en rappellent les
principaux éléments. La rapidité parfois foudroyante de
l'évolution (1) constitue un de ces caractères essentiels et
l'on est en droit d'éliminer du cadre des gangrènes
gazeuses proprement dites certains cas à évolution subaiguë prolongée pendant une, deux semaines et plus : *il
s'agit alors souvent de phlegmons gangreneux, de gangrènes traumatiques avec septicémie, de formes morbides
complexes* (Forgue).

La spécificité microbienne est actuellement encore
communément admise en France, elle est un élément des
définitions des traités classiques : la gangrène gazeuse
aiguë est l'infection due au vibrion septique de Pasteur.

Je me suis proposé dans ce travail :

1° De voir sur quelles recherches repose la doctrine
de la spécificité et quelles sont les observations bactériologiques qui lui ont porté atteinte ;

2° D'exposer en détail quatre observations cliniques
et bactériologiques personnelles dont l'une, déjà publiée
succinctement par P. Lecène et moi, a, pour la première
fois, établi la réalisation possible chez l'homme d'une

---

sante (Bottini). Gangrène foudroyante traumatique (Jobin). Gangrène
galopante (Gosselin). Gangrène gazeuse (Mollière). Septicémie à forme
gangreneuse (Terrillon). Septicémie gazeuse (A. Ricard).

(1) « Il peut arriver qu'on ait à peine le temps d'agir..... La diffusion
« du poison septique se fait si vite dans la profondeur du membre entier
« qu'une opération même hâtive, même pratiquée loin des limites apparentes
« du mal, ne peut séparer ce qui est malade de ce qui est sain. » Des am-
putations dans la gangrène foudroyante. M. Le Dentu. *Revue mensuelle
de médecine et de chirurgie*, 1878, p. 73.

gangrène gazeuse aiguë typique par un agent pathogène *aérobie* ;

3° De résumer les recherches expérimentales auxquelles les cas précités m'ont conduit.

Je dois à mon collègue et ami P. Lecène, aide d'anatomie à la Faculté, d'avoir pu réunir les observations qui sont la base de ce travail. Il m'a aidé de ses conseils dans l'étude des lésions histologiques expérimentalement réalisées par les différents bacilles qui y sont décrits, je tiens à lui adresser à cette place tous mes remerciements affectueux.

CHAPITRE I

HISTOIRE BACTÉRIOLOGIQUE DES GANGRÈNES GAZEUSES AIGUËS

L'observation typique de Fabrice de Hilden (1) en
1746 marqua le vrai début de l'histoire clinique des gangrènes gazeuses, Pasteur, en 1877, traça magistralement la
première page de leur histoire bactériologique. Le 16 juillet 1877, à l'Académie des Sciences, au cours d'une dis-
cussion sur la maladie charbonneuse, il réfute avec une
merveilleuse clarté les objections opposées à la théorie
parasitaire du charbon par Jaillard et Leplat et Paul Bert.
Il établit la présence, dans le sang de deux animaux
trouvés à l'équarrissage de Sours, de « vibrions de putréfaction » longs, mobiles « écartant les globules du sang dans
leur marche onduleuse et rampante », tout à fait distincts
de la bactéridie charbonneuse et déterminant par l'inoculation au cobaye « des désordres épouvantables ».

En 1878 il isole le vibrion septique de la terre végétale, le cultive sur milieux dépourvus d'oxygène : dans le
vide, ou en présence de l'acide carbonique.

---

(1) FABRICE DE HILDEN. De gangrena et sphacelo. Francfort, 1746.
Traduction in Thèse agrégation de chirurgie VINCENT. Paris, 1878. (Des
causes de la mort prompte après les grands traumatismes accidentels et chi-
rurgicaux).

Koch, en 1881, (1) retrouve dans la terre et décrit sous le nom de bacille de l'œdème malin le vibrion septique de Pasteur.

Trifaud, en 1883 (2), dans un important travail d'ensemble, cite les recherches antérieures de Tédenat (*Thèse*, Lyon, 1879) qui, par inoculations au cobaye de sérosités d'origine humaine, avait déjà reproduit des désordres rapidement mortels et comparables à ceux observés chez l'homme avec présence constante de bacilles sporulés.

De ses recherches personnelles et de 30 inoculations pratiquées sur le cobaye il conclut à l'existence constante dans les produits septiques, « de bâtonnets longs et grêles « présentant à l'une ou aux deux extrémités un « nucléole, possédant des mouvements nombreux et « variés, acquérant dans le liquide péritonéal leurs plus « grandes dimensions ». Il considère ce bacille comme spécifique, mais le distingue en deux lignes du vibrion septique de Pasteur qui, lui, « se rencontre dans le sang où il s'allonge prodigieusement animé de mouvements flexueux, ce milieu oxygéné n'affaiblit en rien son activité ».

En 1884, MM. Chauveau et Arloing affirment l'identité de l'agent des gangrènes gazeuses et du vibrion septique de Pasteur (3). Leurs recherches furent faites à la suite de nombreux cas de septicémie gangreneuse observés dans les services hospitaliers de Lyon, qui leur fournirent à

---

(1) Mittheilungen des Kaiserl. Reichsgesundh. 1881.
(2) De la gangrène gazeuse foudroyante. *Revue de chirurgie*, 1883, p. 776.
(3) *Bull. de l'Acad. de méd.*, 1884, p. 604.

plusieurs reprises l'occasion d'en faire l'étude expérimentale. Ils appuient la démonstration de cette identité sur la comparaison des deux espèces, sur l'étude parallèle de leur forme, de leurs propriétés et tout particulièrement de leur action pathogène sur les animaux.

Forgue, en 1886 (1), confirme les recherches expérimentales de MM. Chauveau et Arloing. Il faut, à propos de ses observations anatomo-pathologiques, noter les lignes suivantes : « *L'infiltration sérogazeuse imbibe, ramollit* « *et dissocie les fibres musculaires, mais sans désorgani-* « *sation histologique, sans altération tissulaire, ainsi que* « *nous avons pu nous en convaincre par des examens après* « *inoculations expérimentales.* »

En 1891, Wicklein (2) publie trois intéressantes observations de deux cas de gangrène gazeuse typique de la cuisse et du bras à évolution rapidement mortelle et d'un cas d'infection gangreneuse consécutive à l'incision d'un gros abcès sous-claviculaire. Dans ces trois cas il isole trois bacilles qu'il considère comme identiques. Ils sont « assez » mobiles dans les sérosités humaines immédiatement examinées, présentent l'aspect et les dimensions du vibrion septique, les éléments sont tantôt isolés, tantôt groupés deux à deux, tantôt en courtes chaînettes. Cette espèce est anaérobie stricte, cultive bien sur milieux usuels (bouillon peptone, gélose gélatine), donne des gaz sur ces milieux ; l'adjonction de glucose augmente la production gazeuse. La réaction faiblement alcaline ou

____

(1) *Thèse d'agrégation*, 1886.
(2) *Wirchows Archiv*. Bd. CXXV, Hft. 1, p. 75.

acide permet indifféremment le développement. Dans les
cultures, le bacille présente des formes longues, se montre
dépourvu de mobilité ; « dans les milieux alcalins », dit
l'auteur, et à 18° comme à 37°, il se sporule facilement
et nettement, la spore est volumineuse, ovoïde, et, dans
le corps des bacilles, occupe soit le centre, soit un des
pôles. Les inoculations directes des produits virulents de
l'homme au mouton, au lapin, au rat blanc, au cobaye
sont pathogènes pour ce dernier seul et d'une manière
inconstante. Dans les cas positifs, elles déterminent chez
lui la gangrène gazeuse, le sang reste stérile. Ces produits virulents, soumis à la dessiccation, gardent quelque
temps leur virulence pour les cobayes ; alors que ces derniers meurent en seize à trente-six heures, le cheval, la
vache, le chien, ne paraissent pas sensibles à des inoculations parallèles faites avec des produits semblables.

Dans les cultures, la virulence décroît rapidement,
cependant, par une série de cultures quotidiennes en
milieux faiblement acides, elle se maintient encore à la
14ᵉ génération. L'auteur différencie son bacille du vibrion
septique pour les raisons suivantes : épaisseur plus grande
du bacille dans les sérosités, liquéfaction plus difficile et
moins nette de la gélatine et du sérum coagulé, formation
de gaz en plus grande abondance dans les milieux, chute
très rapide de la virulence dans les cultures, action pathogène nulle sur certains animaux très sensibles au vibrion
septique.

Il conclut par ces lignes : « Les recherches les plus
« récentes rendent vraisemblablement nécessaires la
« séparation des infections des animaux semblablement

« caractérisées par la production d'œdème, de gaz et par
« la gangrène, en formes distinctes à agents infectieux
« spéciaux. De même la gangrène gazeuse de l'homme
« ne semble présenter aucune unité étiologique, car tan-
« dis que Arloing, Brieger et Ehrlich ont trouvé dans
« cette affection le bacille de l'œdème malin, dans nos cas,
« un autre bacille anaérobie analogue, auquel on peut
« donner le nom de Bacillus emphysematis maligni, était
« l'agent de l'affection. »

Au Congrès français de chirurgie de 1892, Gérard
Marchant rapporte un cas de gangrène gazeuse typique
avec examen bactériologique de Veillon concluant à la
présence de vibrion septique avec association de streptocoque. Campenon, dans trois cas, rencontre également
le vibrion septique. Frænkel, en 1893, trouve dans trois
cas d'infections à agents pyogènes communs ayant déterminé une affection érysipélateuse ou phlegmoneuse un
bacille associé, producteur de gaz; ce même bacille, dans
un quatrième cas observé chez un cholérique et rapidement mortel, réalise à lui seul « sous forme d'un emphysème aigu, une inflammation grave des tissus sous-cutanés et intermusculaires dans toute l'étendue du membre
inférieur droit ».

Frænkel considère ce bacille comme déjà vu par
Rosenbach dans les plaies infectées, par Lévy dans un
cas d'abcès gazeux. Il a été reconnu depuis comme très
vraisemblablement identique au Bacillus aerogenes cap-
sulatus trouvé par Welch et Nuttal en 1892 (1) dans les

---

(1) Johns Hopkins Hosp. Bullet., n° 24.

vaisseaux sanguins, le tissu cellulaire sous-cutané et les
viscères d'un tuberculeux mort d'un anévrysme aortique.
Le bacille de Welch et Nuttal, anaérobie strict, se présentant sous forme de bâtonnets arrondis, immobiles, encapsulés, gardait le Gram, ne présentait pas de spores,
était sans action pathogène sur les animaux.

Frænkel, en 1893 (1), puis en 1899 (2), décrit à son
« bacillus phlegmones emphysematosæ » les caractères suivants : il présente les caractères morphologiques du bacillus anthracis, est peut-être quelque peu plus volumineux,
absolument immobile. C'est un anaérobie strict ; dans les
cultures il est parfois disposé en chaînettes articulées ; il
se colore bien par la méthode de Gram. Il cultive à 20° et
à 37°, coagule le lait en 1 à 2 jours avec forte acidité,
offre une sporulation inconstante et s'effectuant dans des
conditions encore inconnues. Il liquéfie la gélatine, mais
encore inconstamment, présente sur ce milieu une lon-
gue vitalité. Il produit chez le cobaye, après inoculation
sous-cutanée une gangrène progressive avec œdème
hémorragique et gazeux étendus aux tissus sous-cutanés
et musculaires, et, chez les lapins ou cobayes, inoculés
par voie intraveineuse ou sous-cutanée et sacrifiés peu de
temps après l'inoculation, puis mis 24 heures à l'étuve à
20°, un développement gazeux dans les viscères.

Tels sont les caractères essentiels décrits par Frænkel
au bacillus phlegmones emphysematosæ. Ce bacille a

____

(1) *Centralbl. f. Bacteriologie*, B. XIII, p. 13, et *Ueber Gasphleg-
monen*. Hamburg et Leipzig (L. Voss).
(2) *Munch. Med. Woch.*, nᵒ 42, p. 1369.

été depuis 1893 retrouvé par différents auteurs dans des cas de phlegmons gazeux, d'abcès du foie, d'infection des plaies. Lindenthal et Hitschmann (1) sur six cas de gangrène gazeuse vraie l'auraient retrouvé dans cinq cas, le sixième étant attribué au b. coli. Dans la dernière publication faite sur ce bacille par Fraenkel, en 1899, l'auteur, réunissant avec une imprécision d'autant plus regrettable qu'elle peut paraître intéressée « les cas qui « sont à ranger dans la catégorie clinique des affections « décrites comme phlegmons gazeux, comme emphy- « sème septique, etc... » et ceux qui « présentent l'en- semble symptomatique classé sous le nom de gangrène gazeuse... », conclut par ces lignes : « Si l'on considère « actuellement la *totalité des cas connus* (?) (avec les « miens, 20 cas), il doit être évidemment reconnu que, « dans la grande majorité des cas, le bacille décrit par moi « en 1893 comme Bacillus phlegmones emphysematosæ « est essentiel dans l'affection et qu'il est, en tant qu'agent « morbide par excellence de la gangrène gazeuse, un peu « ce qu'est à la pneumonie le diplocoque lancéolé, par « rapport auquel tous les autres micro-organismes trouvés « dans cette maladie tiennent une place inférieure. »

Cette place inférieure, elle appartient, d'après Fraenkel, « au bacille de l'œdème malin » qui peut « quelquefois réaliser un processus *analogue* (?) à celui de la gangrène gazeuse progressive » et, pour ce qui est du rôle du b. coli et du proteus de Hauser trouvés dans certains cas, il doit être considéré, dit l'auteur, en raison de l'absence

______

(1) *XXVIIIe Cong. allemand de chirurgie.* Berlin, 5-8 avril 1899.

totale de recherches sur les animaux, comme « provisoi-
rement douteux ».

Veillon et Zuber, en 1898, employant une technique
spéciale qui facilite l'isolement des anaérobies (gélose
sucrée profonde) décrivent dans le pus des appendicites et,
d'une manière générale dans les productions gangreneuses
et fétides, un bacille anaérobie strict « assez répandu »
qu'ils dénomment *bacillus perfringens* tout en mention-
nant son identité possible avec le bacille de Fraenkel.

C'est un gros bâtonnet, presque de la taille de la bactéridie charbonneuse, ses extrémités sont nettement
limitées et carrées ; dans le pus, il est entouré d'une capsule
bien colorable. Il est immobile. Il pousse très facilement
et rapidement, mais meurt en très peu de temps : il faut
repiquer les colonies au bout de 3 ou 4 jours. Il n'a
jamais présenté de spores, donne beaucoup de gaz dans
les cultures et répand une odeur très fétide. Très pathogène pour le cobaye, il produit chez cet animal par inoculation sous-cutanée un phlegmon gazeux tout à fait
analogue à celui produit par le vibrion septique.

Rist, en 1898, dans les infections d'origine otique,
Guillemot, en 1898, dans un cas de gangrène gazeuse typique, puis, en 1899, dans la gangrène pulmonaire, retrou-
vent le même bacille et le cultivent par les mêmes procédés ; ils n'ajoutent et ne retranchent rien à la description
de Veillon et Zuber. Dans son dernier travail, Guillemot
conclut à l'identification du b. perfringens avec le bacille
de Fraenkel, cette identification est d'autant plus intéressante qu'elle englobe rétrospectivement le cas de gangrène
gazeuse aiguë publié par le même auteur et à la suite

duquel il concluait à la nécessité d'une revision de la
bactériologie de cette affection.

En juin 1901, nous avons, en collaboration avec
P. Lecène, publié (1) l'observation d'un cas de gangrène
gazeuse aiguë, mortel en 4 jours, chez un homme de 40 ans
atteint d'une fracture de Dupuytren compliquée. Nos premières recherches nous permirent de conclure à la mise
en cause d'un bacille aérobie qui ne se montra identifiable
à aucune espèce classée. Nous terminions notre commu-
nication par ces lignes : « Le terme de *bacille septique*
« *aérobie* nous paraît résumer les caractères essentiels
« qui, d'une part rapprochent, d'autre part distinguent
« ce bacille, agent aérobie d'une gangrène gazeuse aiguë,
« du vibrion septique de Pasteur. »

Dans un traité didactique tout récent (2), M. Roger
abandonne nettement la doctrine de la spécificité. Dans
un chapitre spécial, et sous ce titre explicite « les divers
agents des gangrènes gazeuses », il place « à côté du bacille
de la gangrène gazeuse (vibrion septique), une série de
microbes qui lui sont plus ou moins analogues par leurs
propriétés biologiques ou pathogènes ». Il réunit dans ce
groupe le b. phlegmones emphysematosæ de Frænkel *ou*
b. perfringens de Veillon, notre bacille septique aérobie
et plusieurs autres espèces isolées par certains auteurs du
sol et pathogènes les unes pour la souris, les autres pour
le lapin ou le cobaye. Nous démontrerons, en effet, dans ce
travail que des agents très distincts sont susceptibles de

(1) G. Legros et P. Lecène. Un cas de gangrène gazeuse aiguë mortelle. *Soc. de biol.*, 22 juin 1901.

(2) Les maladies infectieuses (Masson), 1902.

faire la gangrène gazeuse ; du moins, et quelque général que soit le processus envisagé, conviendrait-il peut-être de faire une place spéciale parmi les espèces décrites à celles qui ont réalisé un ou plusieurs cas bien observés de gangrène gazeuse typique de l'homme. Les espèces isolées du sol et sans histoire pathogène connue vis-à-vis de l'homme, le bacille de Liborius par exemple qui « détermine chez la souris un œdème gélatineux au point d'inoculation » garderaient, momentanément au moins, une place secondaire. Que si enfin un animal devait être expérimentalement choisi pour l'appréciation de l'aptitude *probable* de ces agents pathogènes non classés à faire la gangrène gazeuse humaine, il est certain que le cobaye, si sensible au vibrion septique, au bacille de Wicklein, à ceux de Fraenkel, de Veillon et, nous le verrons, aux espèces qu'il nous a été donné d'étudier, devrait être logiquement pris.

Dans ce résumé de l'histoire bactériologique des gangrènes gazeuses, non seulement nous nous sommes limités aux gangrènes gazeuses aiguës *de l'homme,* mais encore, parmi celles-ci nous n'avons envisagé, suivant notre définition du début, que la gangrène foudroyante de Maisonneuve, la gangrène gazeuse aiguë des chirurgiens, presque toujours consécutive à de grands traumatismes des membres. Il est cependant à l'heure actuelle évident qu'il faut, à côté de ces cas à type clinique bien spécial, immédiatement placer des infections quelquefois plus bénignes, pouvant relever d'agents pathogènes identiques et caractérisées par des œdèmes gazeux avec décomposition putride localisée.

Les recherches de Frænkel, de Welch et Nuttal, de Veillon et Zuber, de Guillemot, ont établi ces faits pour le b. de Frænkel, agent possible de phlegmons gazeux localisés comme de gangrènes foudroyantes typiques ; il nous paraît évident que certains faits cliniques d'une interprétation jusqu'ici difficile doivent être envisagés à la lumière de ces notions nouvelles ; nous n'en saurions trouver de plus bel exemple que celui qui nous est fourni par une très intéressante observation de M. le P⁺ Le Dentu (1).

Elle concerne un adulte vigoureux, sans tares pathologiques générales, ayant subi une néphrolithotomie du rein gauche suppuré, et guéri avec persistance d'une fistule lombaire. La fistule fut traitée ultérieurement par des opérations diverses et, en juin 1885, M. Le Dentu fit avec succès une trépanation de l'os iliaque avec débridement et drainage des foyers. Cinq jours après l'opération, sans aucune modification du côté des plaies opératoires, apparut un emphysème étendu du membre inférieur du côté opéré qui, rapidement progressif, avec symptômes toxiques aigus et subictère généralisé, emporta le malade en quelques heures.

Les conditions antiseptiques rigoureuses de l'intervention opératoire, le bon état des plaies chirurgicales, l'apparition *à distance* de la gangrène gazeuse aiguë conduisent évidemment à rechercher l'origine de l'infection dans le foyer purulent lui-même et dans une métastase septique partie de ce foyer. Le même agent pathogène,

---

(1) Traité des affections chirurgicales des reins, 1889, p. 390 et suivantes.

sans doute, qui participait à la suppuration localisée, fit, dans ce cas la gangrène suraiguë si rapidement mortelle.

Des recherches bactériologiques systématiques de faits semblables ou analogues s'imposent. Il est permis cependant de prévoir qu'elles. aboutiront vraisemblablement à la mise en cause d'un nombre d'espèces plus ou moins limité et à action pathogène variable. De semblables résultats constitueraient autant de réfutations nouvelles de la doctrine de la spécificité : le terme spécifique étant doublement inapplicable à une affection relevant d'agents microbiens divers, eux-mêmes susceptibles de modalités pathogènes distinctes.

CHAPITRE II

TECHNIQUE EMPLOYÉE DANS LES RECHERCHES

Nous avons employé, pour l'analyse bactériologique des produits gangreneux, des sérosités gazeuses et putrides fournis par les quatre cas de gangrène gazeuse aiguë qu'il nous a été donné d'observer chez l'homme, une technique identique et qui nous a servi de même pour l'étude des cas de gangrène gazeuse expérimentale déterminée chez le cobaye par inoculations de terre, d'eau vaseuse, etc.

Cette technique est la suivante :

A. Examen extemporané des sérosités : 1° en goutte pendante, 2° avec coloration par le Gram, en notant : 1° la mobilité et la nature des mouvements, 2° le nombre approximatif des bactéries pour plusieurs champs d'immersion, leur morphologie, leurs caractères de coloration.

B. Suivant le nombre des bactéries appréciables à l'examen direct, dilution préalable à un taux variable dans des tubes de bouillon stérile ou bien ensemencements d'emblée : 1° en milieux *aérobies* : sur gélatine en plaques de Petri ; sur gélose en surface, les tubes étant ensemencés dans l'eau de condensation puis inclinés à plusieurs reprises et placés redressés à l'étuve ; sur bouillon peptone ; 2° en milieux *anaérobies* : en tubes de bouillon peptone ou de peptone glucosée sous huile de vaseline.

Nous avons quelquefois employé la gélose sucrée profonde, en suivant la technique de Veillon et Zuber, mais
nous lui préférons les tubes ordinaires de milieux glu-
cosés liquides sous couche isolante. Nous avons obtenu
constamment d'excellents résultats du milieu suivant
amené à réaction faiblement alcaline :

Peptone Colas. .	. . . . .	5o grammes
Glucose. .	. . . .	5o —
Eau. .	. . . .	1 000 —

Répartir en tubes de 18 à 20 centimètres de hauteur
en donnant environ 5 centimètres au milieu nutritif,
3 centimètres à la couche isolante.

La simple stérilisation à l'autoclave fait de chacun de
ces tubes un milieu sans doute très incomplètement privé
d'oxygène, mais absolument favorable à la culture des
espèces anaérobies classées comme les plus strictes. Ce
milieu, facile à préparer à l'avance en grandes quantités,
permet ainsi un nombre de dilutions considérable et par
suite, l'obtention presque certaine de cultures pures en
24 heures dans les derniers des vingt ou trente tubes
ensemencés, parfois dans presque tous s'il s'agit de produit septiques à peu près purs. Une fois ces cultures réalisées, nous employions toujours la gélose profonde pour
l'obtention d'une colonie isolée définitive et pour l'appréciation de l'aptitude aérobie ou anaérobie du microbe isolé
et de ses caractères morphologiques sur ce milieu.

C. Inoculations au cobaye des mêmes produits gangreneux, avec et sans addition d'acide lactique, et réalisation de passages successifs, en examinant à chaque fois la

sérosité graduellement plus riche en agents spécifiques et mieux débarrassée des germes accessoires.

La notation soigneusement faite des caractères morphologiques des bactéries dans la sérosité de l'homme, la vérification, à chaque passage sur le cobaye, des caractères des bacilles spéciaux qui, dès la seconde ou troisième inoculation, pullulent presque à l'état pur, la comparaison de ces éléments microbiens à ceux qu'isolent les premières cultures des produits humains, permettent, en cas de concordance, d'affirmer l'exactitude des résultats obtenus. Nous n'avons, bien entendu, d'ailleurs jamais considéré ces résultats comme acquis sans avoir séparément fait l'inoculation au cobaye des cultures pures de chacune des espèces isolées dans chaque cas et constaté l'action indifférente ou banalement pathogène des unes et la détermination *constante, par une seule espèce,* de la gangrène gazeuse typique du cobaye : affection mortelle en 24 à 48 heures, tuant l'animal en hypothermie, réalisant au niveau des muscles atteints des lésions macroscopiques et microscopiques spéciales.

CHAPITRE III

Premier cas. — *Homme âgé de 40 ans, fracture de Dupuytren.
— Début de gangrène gazeuse 48 heures après l'accident,
amputation immédiate de la cuisse, mort 3 jours après
l'amputation.* — Bacille septique aérobie.

Le 23 mai 1901, un blessé, ouvrier surmené et mal nourri,
buveur, âgé de 40 ans, entre à l'hôpital Lariboisière dans le service de M. le Dr Peyrot. A son arrivée, on constate l'existence
d'une fracture de Dupuytren compliquée de la jambe droite, l'accident date de plus de six heures. L'articulation tibio-tarsienne
est largement ouverte, la plaie est transversale et due évidemment à la perforation de la peau par le fragment supérieur du
tibia, le pied est presque complètement luxé sur la face externe
de la jambe, mais l'hémorragie est peu abondante et la vitalité
du membre ne semble pas compromise. Un gros fragment de
bois, implanté dans la jambe, a été retiré, dit le blessé, au cours
d'un premier pansement. La face antérieure des genoux et des
jambes du malade est couverte de psoriasis.

On réduit la fracture après une désinfection soignée de la
plaie (savonnage, brossage, lavage à l'alcool), on fait de larges irrigations d'eau oxygénée, on place quelques points de suture sur
la plaie et un drain à la partie interne.

Un appareil plâtré de Maisonneuve est appliqué. Injection de
20 centimètres cubes de sérum antitétanique. Le soir même
T. R.: 38°,5.

Le lendemain matin T. R.: 40°. On défait le pansement et
l'on trouve les bords de la plaie noirâtres; il s'en dégage une
odeur de macération anatomique prononcée. On enlève les fils,

un liquide roussâtre s'écoule, mêlé de bulles gazeuses. La jambe ne présente pas de modifications de coloration, on n'y sent pas de crépitation. L'après-midi, T. R. : 40°, l'état général s'est modifié depuis le matin, le malade présente une teinte subictérique, un peu d'agitation, le pouls est à 110. On se décide à pratiquer l'amputation de la cuisse au tiers moyen, elle est faite le soir même ; les tissus, au niveau de la section, paraissent sains, les téguments, les muscles sont de coloration normale, mais, à la partie inférieure de la jambe qu'on ampute, la peau prend une coloration bronzée, on sent de la crépitation gazeuse. On fait seulement une réunion partielle des lambeaux avec large drainage, la plaie est lavée à l'eau oxygénée.

Le lendemain matin, la température tombe à 38°, l'état général paraît meilleur, néanmoins la teinte subictérique persiste. Dans la journée, le malade reçoit 1 000 grammes de solution saline en injection sous-cutanée. Le soir T. R. : 39°.

Le surlendemain de l'opération, T. R.: 39°, pouls 115. On défait le pansement et l'on trouve les lambeaux presque complètement sphacélés, la partie supérieure de la cuisse est de couleur bronzée et crépitante à la pression. Du liquide louche et des bulles gazeuses s'échappent au moment où l'on enlève les quelques fils des angles du moignon, les muscles à ce niveau ont une coloration verdâtre. Dans la soirée le malade est agité, il présente une teinte ictérique franche, les urines sont rares, noirâtres. T. R. : 39°,5.

Le lendemain matin T. R.: 40 : la peau de l'abdomen distendu est bronzée et nettement crépitante, l'odeur dégagée par le blessé est repoussante, on vaporise du formol autour de son lit. La dyspnée s'accentue, le délire apparaît. T. R. du soir: 40°,1. Le malade meurt dans la nuit du 29 mai, six jours après l'accident. Huit heures après la mort, la décomposition cadavérique est en pleine évolution, elle s'accompagne d'une distension gazeuse considérable. L'autopsie, qui eût été seulement praticable 30 heures après le décès, ne fut pas faite.

Les recherches bactériologiques portèrent sur le sang

pris dans une veine du bras six heures avant la mort et sur la sérosité fétide prélevée profondément, à deux reprises, au niveau du moignon le surlendemain de l'opération.

Le sang ne cultiva pas soit en milieux aérobies, soit en milieux anaérobies.

De la sérosité fétide mêlée de gaz prise au milieu des muscles mortifiés, trois espèces microbiennes furent isolées, toutes trois aérobies de prédilection.

C'étaient : un bacille présentant l'ensemble des caractères essentiels du colibacille, un displostaphylocoque liquéfiant la gélatine, enfin un bacille très spécial et nettement correspondant par ses caractères morphologiques à l'espèce prédominante sur les préparations directes de sérosité.

De ces trois espèces, la dernière seule donnait en cultures pures au cobaye une gangrène gazeuse à évolution rapide ; l'affection, mortelle en 48 heures au plus, se caractérisait par la marche envahissante, l'hypothermie, des lésions musculaires énormes. Ce bacille est celui que, avec Lecène, nous avons déjà succinctement décrit sous le nom de *bacille septique aérobie*. Nous nous efforcerons, dans l'exposé de l'étude plus complète que nous en avons faite depuis cette première description, de suivre la marche méthodique générale proposée par notre maître M. Grimbert (1). pour la détermination des principaux caractères morphologiques et des principales fonctions biologiques des bactéries. Seules, en effet, des épreuves bien définies faites dans des conditions précises, peuvent permettre la

---

(1) L. Grimbert. De l'unification des méthodes de culture en bactériologie. *Arch. de parasitologie*, 1898, nº 2.

recherche et l'obtention de caractères valables pour la différenciation ou l'identification de deux espèces microbiennes voisines (1).

BACILLE SEPTIQUE AÉROBIE

Biologie générale et morphologie. — Examen microscopique. — Dans les cultures en bouillon peptoné de 24 heures, ce bacille se présente sous la forme de bâtonnets à bouts arrondis, très nettement mobiles, surtout par ondulations suivant leur axe longitudinal. Les mouvements sont rapides, comparables à ceux de jeunes bacilles d'Eberth.

Les éléments, droits ou légèrement incurvés, mesurent 3 μ sur à peine 1 μ en moyenne, ils se disposent parfois en chaînettes courtes.

Ils sont très facilement et nettement sporulés, les cultures de 3 à 4 jours montrent de très nombreuses spores libres, ovales, réfringentes.

Coloration. — Le bacille septique aérobie reste très facilement coloré par la méthode de Gram, prend également bien les couleurs d'aniline, présente dans les cultures très jeunes, avant toute sporulation, une coloration accentuée des deux pôles avec une partie centrale irrégulière claire. Dans les cultures de trois semaines, les bacilles rares, déformés, perdus au milieu d'innombrables spores libres, prennent mal les colorants et gardent inégalement le Gram. Les spores se colorent par les procédés usuels.

---

(1) Pour l'appréciation de l'attaque des hydrates de carbone nous avons employé le procédé très sensible décrit par M. Guismarr et nous (*Société de Biologie*, 26 octobre 1901).

Les cils vibratiles, fragiles, sont surtout colorables sur les formes bacillaires très jeunes et isolées. Ils sont longs, enchevêtrés, revêtent toute la surface de l'élément.

Aérobiose de prédilection. — Aérobie de prédilection des plus nets, le bacille forme à la surface des milieux liquides les plus favorables un voile qui se renouvelle plusieurs fois. Il peut cependant cultiver dans les conditions nécessaires aux espèces classées comme anaérobies strictes. Son développement est alors beaucoup moins abondant. Nous l'avons maintenu pendant 6 mois et une série de 15 passages successifs dans des conditions de vie strictement anaérobies sans voir varier au bout de ce temps ses aptitudes primitives.

Température optima. — La température optima pour les cultures en bouillon peptonisé est aux environs de 38°, toutefois, le développement se fait facilement sur les milieux usuels à des températures comprises entre 18 et 41°. A 42°,5 on obtient encore des cultures abondantes ; toute végétation est suspendue à 44°.

Culture dans les milieux usuels. — *Bouillon peptoné.* — Le b. septique aérobie y cultive beaucoup plus facilement et abondamment que sur le bouillon simple. A 38°, en 4 heures, la culture est appréciable à un trouble léger, uniforme. En 10 à 20 heures, le trouble est très marqué, un voile assez épais, fragile, non adhérent au pourtour du tube est constitué. L'agitation le fragmente et le fait tomber au fond du tube, il se reproduit jusqu'à 4 et 5 fois. Les cultures présentent au début une odeur fétide puis une odeur butyrique manifeste qui s'accentue avec l'âge. L'examen microscopique montre, au bout de 48 heures,

la plupart des bacilles déformés en fuseau par une spore
réfringente contenue dans leur partie moyenne ; dans les
cultures de 3 jours on trouve de nombreuses spores libres,
après 10 jours d'innombrables spores et des bacilles beaucoup plus rares, contournés en virgules épaisses et pre-
nant mal les colorants.

Gélatine. — Sur gélatine en plaques, on obtient en
48 heures à 20°, de petites colonies blanchâtres, puncti-
formes, déjà entourées d'un petit anneau de liquéfaction ;
après quelques jours, l'odeur est nettement fétide et rappelle celle des cultures de colibacille, les colonies primitives sont délayées dans la cupule de liquéfaction. L'ensemencement en piqûre donne en 48 heures une liquéfaction complète de la surface du culot sur une épaisseur
d'un demi-centimètre ; de la surface elle gagne ainsi rapidement, comme par tranches successives, le fond du tube,
la liquéfaction étant beaucoup plus lente autour des grains
isolés du fond de la piqûre.

Gélose. — Dans les ensemencements en strie, la culture, blanche, brillante, d'aspect sec, à liséré mince bor-
dant son contour envahit toute la surface du milieu en
24 heures. En ensemençant très légèrement l'eau de condensation d'un tube de gélose que l'on incline ensuite
une ou deux fois puis que l'on place redressé à l'étuve, on
obtient en 24 heures des colonies isolées, parfois volumi-
neuses et assez spéciales par leur centre opaque surélevé,
luisant et leur pourtour très mince, dentelé et translucide.

Pomme de terre. — La culture est d'un blanc jaunâtre,
assez abondante ; elle ne s'accompagne pas de formation
de bulles gazeuses.

Action sur les matières azotées. — *Peptone*. — La culture sur eau peptonisée (peptone Collas à 5 pour 100) présente les caractères de la culture sur bouillon faiblement peptonisé. La recherche de l'indol donne des résultats négatifs après un temps quelconque de culture. Le développement s'accompagne de dégagement d'H_2S.

L'albumine cuite, dans nos premières recherches faites en présence de peptone, n'avait pas été attaquée après 15 jours de culture, il s'agissait, dans ces résultats négatifs, d'un rôle de préservation exercé par la peptone vis-à-vis de l'albumine et analogue à celui qu'a signalé Péré et qu'exercent pour le colibacille les sucres vis-à-vis de la peptone.

Sur milieu composé d'albumine cuite (blanc d'œuf) en eau distillée, le b. septique aérobie pousse activement, il détermine la fonte assez rapide des cubes d'albumine avec dégagement d'H_2S et légère alcalinisation du milieu.

Un milieu contenant primitivement :

Blanc d'œuf cuit. . . . . 25 grammes
Eau distillée. . . . . 300 —

examiné après 22 jours de culture à 37° donne les résultats suivants :

Le milieu de culture est trouble, contient encore des fragments d'albumine non solubilisée. Odeur de fromage, légèrement ammoniacale. On trouve, après filtration sur papier et plusieurs jours de dessiccation à 37°, un résidu de 18^{gr},63 ; 16^{gr},37 d'albumine ont donc été dissous. Le liquide filtré est clair, légèrement ambré, il donne les réactions suivantes :

Réaction neutre à la phtaléine, faiblement alcaline au

tournesol. Avec le réactif de Nessler, coloration brune
orangée avec précipitation abondante d'iodure de tétra-
mercurammonium.

Avec la soude à froid, légère coloration jaune. A
chaud, abondant dégagement de vapeurs à odeur ammoniacale très prononcée et bleuissant fortement le papier
de tournesol rouge humide. L'essai contient donc une
forte proportion de *sels ammoniacaux*.

Le liquide filtré, porté à l'ébullition, se trouble légèrement. Le trouble s'accentue par chauffage en présence
d'un peu d'acide trichloracétique (*albumines solubles*).
L'acide azotique à froid y produit un léger louche s'ac-
centuant un peu par la chaleur, pas de coloration jaune.
L'acide picrique ne donne rien ni à froid ni à chaud ;
non plus que le réactif de Bouchardat.

Le réactif de Tanret donne à froid un précipité jaunâtre peu abondant qui ne se dissout pas complètement à
chaud (*albumines ou alcaloïdes*).

La solution filtrée chaude se trouble par refroidisse-
ment (*peptones*).

La réaction du biuret est faiblement, mais nettement
positive (*peptones*).

L'addition d'acide sulfurique donne lieu à un léger
dégagement d'*acide carbonique* et développe une odeur
très nette d'*acide acétique* et surtout d'*acide butyrique*.

Le chlorure de platine ne donne rien à froid, à chaud
léger louche.

Une solution aqueuse fraîche de tanin donne un trouble blanchâtre très faible, ce trouble se reproduit, à peine
sensible, dans l'essai porté à l'ébullition et filtré pour le

débarrasser de son albumine coagulable par la chaleur.

Le nitrate d'argent donne un précipité jaunâtre soluble dans l'ammoniaque, pas de coloration noire, pas de sulfures.

Avec le perchlorure de fer, on obtient une coloration rouge très nette (l'acide sulfurique nous a déjà décelé la présence d'acide acétique), mais cette coloration disparaît presque complètement par addition d'un peu d'acide phosphorique.

Avec le réactif d'Ueffelman (acide phénique et perchlorure de fer), on obtient la disparition de la couleur violette du réactif qui prend une teinte rougeâtre très accentuée. Cette teinte rouge est nettement plus intense que celle que l'on obtient avec le même réactif traité par un mélange d'acide lactique et acétique, ce qui nous conduit à rechercher si le milieu ne contiendrait pas de sulfocyanures alcalins.

Un peu de teinture fraîche de gaïac, additionnée d'eau jusqu'à formation d'un précipité blanc persistant, puis d'une petite quantité d'une solution à 0,5 pour 100 de sulfate de cuivre (1), donne un liquide très trouble, blanc, qui vire nettement au bleu clair par addition d'un peu du liquide de culture filtré.

Ce même liquide, traité à froid par la teinture fraîche de gaïac seule, ne bleuit pas.

Traité à froid par la teinture fraîche de gaïac et l'eau oxygénée, il ne bleuit pas, enfin, porté à l'ébullition pendant quelques minutes, puis refroidi et traité par le réactif

____

(1) Ferdinand JEAN et MERCIER. Procédé de Boettger pour la recherche des sulfocyanates dans la salive. RÉPERTOIRE DES RÉACTIFS SPÉCIAUX, 1896.

teinture fraîche de gaïac et sulfate de cuivre, il donne une coloration bleue aussi nette que dans la première réaction. Le milieu contient donc des traces de *sulfocyanure*, probablement d'ammonium, pas d'oxydases.

Le liquide de culture colore nettement le bisulfite de rosaniline (*aldéhyde*), et, traité par la soude et l'iode ioduré, donne naissance à un peu d'iodoforme (*acétone*) que l'on peut attribuer à la décomposition d'une petite quantité de l'acide lactique que contient en abondance le liquide de culture. Un peu de ce liquide acidulé par de l'acide sulfurique est distillé en présence d'un excès de bioxyde de manganèse; le produit de la distillation, recueilli dans l'eau distillée refroidie, donne abondamment la réaction de Schiff (coloration du bisulfite de rosaniline) et de Lieben (formation d'iodoforme) indiquant la présence d'une forte proportion d'*acide lactique*.

La recherche de l'indol donne des résultats négatifs.

L'examen direct au microscope du milieu de culture non filtré ne décèle aucun élément cristallin. Le liquide filtré, traité par l'alcool et l'éther, donne un précipité qui examiné microscopiquement, montre, outre ses bactéries, quelques plaques d'albumine, quelques cristaux très brillants, mais très petits paraissant être de *la créatine*, quelques cristaux de chlorure de sodium et d'assez rares sphérules de *leucine*, pas de cristaux de tyrosine.

Les produits solides restés sur le filtre se volatilisent par le chauffage à 100° avec dégagement de vapeurs ammoniacales. Il reste à 100° (rapportés aux 335 grammes du liquide d'essai) 3^{gr},5175 d'extrait sec dont 1^{gr},139 insoluble dans l'alcool.

Le sérum coagulé constitue pour le bacille un milieu de culture assez favorable et est lentement liquéfié.

Lait. — Un tube de 10 centimètres cubes est en 48 heures transformé dans la moitié supérieure de sa hauteur en un liquide jaunâtre présentant la demi-transparence de la corne, cette transformation n'est pas précédée d'une coagulation franche, mais d'une formation de fins grumeaux. Elle se fait sans modifications de la réaction neutre ou faiblement alcaline du milieu, sans dégagement gazeux, même en présence de carbonate de chaux. En tubes, il n'y a jamais liquéfaction complète de toute la caséine.

L'urée pure ne permet pas le développement, non plus que l'urine fraîche stérilisée à 110°.

Les *nitrates* sont transformés en nitrites en présence de la peptone pure.

Action sur les hydrates de carbone. — Des alcools polyatomiques : *glycérine, mannite, érythrite,* le premier seul fermente, cette attaque se fait lentement, en plusieurs jours.

Le *glucose* et le *galactose* fermentent activement.

Le *maltose* et le *saccharose* sont attaqués, ce dernier est consommé sans inversion.

Le *lactose* ne fermente pas. La *dextrine* et l'*amidon* sont attaqués, non l'*inuline.*

Une fermentation d'*amidon,* examinée après 25 jours de culture donne les résultats suivants :

Le milieu était ainsi constitué :

Amidon.	25	grammes
Eau.	500	—
Peptone Collas. . . .	5	—
Carbonate de chaux. .	Q. S.	

Le liquide filtré abandonne une partie importante d'amidon restant à l'état d'empois, il présente une odeur fade, une coloration ambrée, une réaction faiblement alcaline. Il ne contient pas d'amidon soluble, mais une forte proportion d'érythro-dextrines et des traces de glucose. La réaction du biuret, la recherche de l'indol sont négatives.

10 centimètres cubes de ce liquide, évaporés au bain-marie à 100° dans une capsule de platine, laissent 0^{gr},313 de résidu sec. Cet extrait est épuisé par l'alcool à 90° qui dissout les sels de chaux en laissant la dextrine insoluble. Le poids de la dextrine des 10 centimètres cubes est de 0^{gr},08, le poids de la partie soluble dans l'alcool est de 0^{gr},233. La fermentation de l'amidon a donc produit dans les 500 centimètres cubes du milieu 15^{gr},65 de produits solubles, dont 4 grammes sont, au moment de l'analyse, à l'état d'érythro-dextrines et 11^{gr},65 à l'état de sels de chaux.

Une première distillation de 400 centimètres cubes du liquide filtré donne 100 centimètres cubes de liquide qui sont soumis à une nouvelle distillation jusqu'à passage de 50 centimètres cubes. L'alcoolomètre de Gay-Lussac n'indique pas trace d'alcool dans ces 50 centimètres cubes.

110 centimètres cubes du résidu de la 1re distillation sont additionnés d'acide oxalique, filtrés et soumis aux distillations fractionnées (Duclaux) qui révèlent la présence d'un mélange de faibles quantités d'acide acétique et butyrique.

Les 190 centimètres cubes restant sont évaporés jusqu'à consistance sirupeuse, puis agités avec de l'éther qu'on distille ensuite. Cette distillation abandonne un mélange de cristaux d'acide succinique et de liquide sirupeux : il s'agit d'acide lactique inactif.

Milieux spéciaux. — Nous avons tenté la culture du bacille septique aérobie sur quelques milieux spéciaux. Les cultures très pauvres ou nulles sur certains milieux minéraux (notamment sur le liquide de Raulin), exubérantes au contraire sur certains milieux organiques : sérum, liquide d'ascite, gélose au sang (Bezançon et Griffon), donnent la caractéristique des aptitudes et des prédilections de l'espèce.

Notons enfin que le bacille n'attaque pas la cellulose (papier Berzélius) en présence de la peptone et après un temps quelconque de culture.

Diastases dans les milieux de culture. — Dans les milieux albumineux, dans les bouillons de culture ensemencés depuis 15 jours à 1 mois nous avons recherché la présence de diastases extra-cellulaires. Nous étions incités à cette recherche par la constatation fréquemment faite dans les cultures déjà anciennes, de véritables dissolutions de la presque totalité des éléments bacillaires. Après avoir obtenu des résultats négatifs avec les cultures filtrées sur filtre Kitasato, nous avons recherché la présence de présure, d'amylase et de trypsine par la simple mise au contact de cultures pures avec de petites quantités de lait, d'empois et de cubes d'albumine stérilisés, les matras étant immédiatement placés à l'étuve à 45°. A cette température, le bacille septique aérobie ne pousse pas ; d'autre part, d'après M. Duclaux, l'optimum de l'action du

lab se trouve à 41° avec des coagulations très nettes jusqu'à 46°; l'amylase possède un optimum compris suivant
les auteurs entre 40° et 50°; la trypsine présente au niveau de 40° un plateau mal étudié.

Dans ces conditions, nous avons obtenu en quelques
heures des résultats positifs très nets pour les deux premières des diastases précitées. Il est à remarquer que pour
le lait nous avons observé une coagulation beaucoup plus
franche que dans les cultures, par contre cette coagulation
n'était pas suivie d'une redissolution du caillot formé ;
sans doute, la température de 45°, défavorable à l'action de
la caséase, nous a, dans ce cas, permis de séparer deux
actions diastasiques ordinairement associées dans les
cultures proprement dites.

Quelques contre-épreuves nécessaires nous ont affirmé
qu'il s'agissait bien d'actions diastasiques ; des matras et
tubes témoins, de lait, d'amidon, de gélose, ensemencés
avec des traces des mêmes cultures et placés dans les
mêmes conditions ne donnaient pas de cultures et n'é-
taient pas modifiés après plusieurs jours. Des matras identiques ayant reçu des quantités abondantes des liquides
diastasifères préalablement chauffés à 80°, ne se modi-
fiaient pas, bien que les bacilles sporulés qui y étaient
contenus, remis ensuite à 37°, eussent conservé leur pouvoir végétatif.

Vitalité, résistance, sporulation. — Le bacille septique aérobie, facilement sporulé sur tous les milieux
usuels, présente, sous cette forme, une vitalité considérable
permettant le repiquage de cultures âgées de six mois et
une remarquable résistance aux agents physiques et chi-

miques. Il résiste 2 minutes et demie à l'ébullition, 8 à 10 jours à l'insolation (août). Des cultures sur gélose de un mois, très riches en spores libres, sont émulsionnées en eau distillée puis réparties dans des tubes stériles ; après dessiccation à 37°, à l'obscurité, les tubes sont exposés au soleil d'août (1901), à une température moyenne de 30° à 35° et avec des maxima rares de 46°. Elles sont encore repiquables après un total d'expositions de 45 heures. Après 55 heures de cette action combinée de la chaleur et de la lumière, on n'obtient plus de cultures.

Après la dessiccation à 37°, conservées à l'obscurité à une température moyenne de 10°-15°, les spores sont encore repiquables après quatre mois.

Les spores de même origine, préparées de la même manière, résistent à un contact de 24 heures avec l'alcool absolu, l'éther, le chloroforme, les vapeurs d'iode à 37°; un contact de 10 minutes à un quart d'heure avec l'eau oxygénée à 10 volumes, à réaction faiblement acide, rend au contraire, dans les mêmes conditions, toute culture ultérieure impossible. Nous avons répété un grand nombre de fois ces essais avec l'eau oxygénée fournie à des époques variables par l'hôpital Lariboisière. Ils ont été remarquablement identiques, toutes causes d'erreur — telles que la persistance d'eau oxygénée dans les essais de culture après le temps de contact, telles que l'action mécanique du dégagement gazeux pouvant entraîner les spores et les éliminer des cultures ultérieures — étant écartées.

Il n'en est absolument pas de même quand on fait agir l'eau oxygénée sur la surface de milieux de culture solides ou sur de petites quantités de milieux liquides (sang, bouillon). Dans ces conditions, où l'intensité du dégagement gazeux atteint cependant son maximum, nous avons toujours pu très facilement obtenir des cultures nouvelles, même après plusieurs heures de contact et avec des réensemencements de traces des produits soumis à l'action. Il ne nous a même pas paru, après dix minutes de contact et en employant la méthode des numérations sur plaques de gélatine, qu'une action bactéricide appréciable eût diminué le nombre des germes dans les milieux traités.

Le bacille septique aérobie réalise sa sporulation dans les conditions d'anaérobiose stricte, pourtant défavorable, et en cultures aérobies à 20°. A 44°, il ne donne plus de culture, à 42°,5 la végétation est encore assez abondante mais la sporulation n' y est plus appréciable.

Par réensemencements en série à cette température, on obtient des cultures qui, replacées dans les conditions optima, semblent, même après plusieurs générations, avoir perdu la propriété de donner des spores. Ces cultures ne sont pas repiquables après un à deux mois.

Inoculations aux animaux: la gangrène gazeuse du cobaye. — Inoculé au cobaye, réactif de choix, et dans certaines conditions favorisant l'infection, le b. septique aérobie détermine, en cultures pures, tantôt une gangrène gazeuse à tendances envahissantes avec hypothermie progressivement accentuée jusqu'à la mort, tantôt une infection générale, sans lésions locales appréciables au point d'inoculation. La première de ces deux formes est la règle chez le cobaye adulte vigoureux, la seconde chez les jeunes sujets, les femelles pleines.

Dès les premières inoculations faites au cobaye du

bacille pur ou associé aux germes qui l'accompagnaient dans les cas observés chez l'homme, la faiblesse de la virulence fut évidente : on obtenait, par l'emploi des cultures pures, une tuméfaction passagère du membre inoculé, par association une escarre locale assez limitée et à cicatrisation rapide. L'association à des agents pathogènes provenant d'autres origines (colibacille de l'homme, streptocoque trouvé dans un cas de gangrène humide de la jambe chez un vieillard) ne donnait pas de résultats plus caractérisés, non plus que la détermination expérimentale chez l'animal, immédiatement avant l'inoculation, d'une fracture non exposée de la cuisse. Cependant, la virulence était nette pour de jeunes cobayes de 150 à 200 grammes qui mouraient en 20 à 36 heures d'infection généralisée sans lésions locales. Nous avons alors eu recours à l'inoculation de cultures additionnées d'acide lactique au 1/5, procédé employé par Arloing, Cornevin et Thomas pour l'exaltation de la virulence du virus du charbon symptomatique. La netteté et la constance avec laquelle ce procédé favorise chez le cobaye la production de la gangrène gazeuse nous l'a fait depuis employer systématiquement dans nos recherches, toutes les fois que nous nous sommes trouvé en présence d'une virulence qui fléchissait.

Le cobaye adulte vigoureux de 5 à 600 grammes, inoculé dans les muscles de la cuisse avec 1/4 de cc. de culture en bouillon de 48 heures additionné de 5 gouttes d'une solution d'acide lactique au 1/5 offre, 15 à 20 heures après l'inoculation, des signes locaux et généraux manifestes, mais non encore caractéristiques de l'infection en évolution. Il refuse la nourriture, est prostré, pré-

sente une accélération nette des battements du cœur. La
cuisse inoculée est tuméfiée, indurée en masse, le membre
en flexion ne touche pas le sol. Ce n'est guère que de la
20ᵉ à la 30ᵉ heure qu'apparaissent nettement la crépitation
gazeuse et l'hypothermie, elles vont dès lors en s'accen-
tuant jusqu'à la mort, qui survient 40 à 50 heures après
l'inoculation. La crépitation gazeuse est souvent brusquement appréciable dans tout le membre, une à deux heures
après une exploration absolument négative. Il nous a
paru souvent qu'un premier palper négatif brutal favori-
sait cette apparition rapide.

La moindre pression sur le membre de l'animal est
alors extrêmement douloureuse; suivant les cas, la palpa-
tion révèle une crépitation fine sous-cutanée, généralisée
ou siégeant en un ou deux points isolés, d'autres fois, la
crépitation est diffuse, le membre semble pris en bloc et
l'on perçoit la crépitation des masses musculaires pro-
fondes, distincte de la crépitation sous-cutanée superficielle.
Celle-ci, d'ailleurs, s'étend rapidement, les points isolés
confluent, l'aine, la paroi abdominale sont envahies.
L'animal est alors prostré dans un coin de sa cage, le poil
hérissé, il pousse par intervalles un cri bref, est agité de
secousses musculaires. La coloration d'abord blafarde des
téguments se modifie au cours de cette évolution, des
taches verdâtres apparaissent à la face externe de la cuisse,
quelques points de sphacèle cutané laissent échapper un
liquide rosé, limpide, suintant goutte à goutte, mêlé de
bulles gazeuses si l'on comprime la cuisse, et contenant
en suspension des globules rouges et quelques bacilles.

La température suit une courbe descendante rapide :

on note, dans un cas, après 24 heures, T. R. : 35° ; après 32 heures, T. R.: 31°: après 36 heures, T. R.: au-dessous de 30°. Mort à la 40e heure.

A la période ultime, la crépitation gazeuse est moins nette, à la pression on perçoit une fluctuation manifeste, les muscles semblent parfois fondus sous l'enveloppe des téguments putréfiés. La mort survient dans le coma avec convulsions terminales. Il est exceptionnel de voir rétrocéder l'infection qui a déjà réalisé la crépitation gazeuse nettement constatable, d'autre part nous n'avons jamais observé d'infection mortelle à forme gangreneuse dont l'évolution ne fut terminée dans les 48 heures consécutives à l'inoculation.

Chez les animaux autopsiés de suite après la mort, on constate les « désordres épouvantables » décrits par Pasteur dans la gangrène à vibrion septique du cobaye. Les muscles sont réduits en bouillie rougeâtre, fétide, baignant quelques groupes musculaires partiellement conservés, accolés au squelette. Les muscles abdominaux, d'un rouge foncé, sont infiltrés de sérosité limpide, citrine ou rosée, parfois d'un œdème gélatineux à fines bulles gazeuses. La cavité abdominale contient quelques centimètres cubes de sérosité semblable à celle des parois, les viscères sont congestionnées sans lésions macroscopiques appréciables

On observe également, chez le cobaye, des infections mortelles, avec, au point d'inoculation, peu de modifications apparentes dans la forme et le volume des groupes musculaires, mais ils sont décolorés, verdâtres, friables et parfois des poches de sérosité gazeuse les dissocient profondément en suivant les aponévroses.

La sérosité coagule en masse par la chaleur, elle fourmille de bacilles mobiles non encapsulés au niveau des foyers de gangrène musculaire ou elle donne l'aspect d'une véritable culture pure, elle en présente peu au niveau des régions distantes du point inoculé et quelquefois n'en montre pas sur les préparations directes quand elle est prélevée dans la cavité abdominale immédiatement après la mort. Par contre, toutes les cultures sont toujours positives.

La sérosité pure, placée à l'étuve à 38°, cultive activement en donnant lieu à un abondant dégagement gazeux. On n'observe pas sur ce milieu de formes plus longues que dans les milieux usuels. Dans le sang du cœur des cobayes autopsiés quelques minutes après la mort on retrouve souvent le bacille septique aérobie, mais les cultures restent stériles s'il s'agit d'animaux sacrifiés pour l'obtention de pièces anatomopathologiques deux heures avant la mort probable (d'après les témoins inoculés dans les mêmes conditions).

Par contre, il s'agit bien d'infections généralisées dans les infections mortelles en 30 à 40 heures que l'on observe chez les femelles pleines et les jeunes cobayes. On trouve souvent à l'autopsie de la sérosité citrine dans l'abdomen, les muscles au point inoculé ne pésentent pas de lésions appréciables, le bacille est facilement cultivé dans le sang du cœur.

Les lésions anatomiques réalisées par le b. septique aérobie dans la gangrène gazeuse du cobaye sont des lésions de myosite suraiguë avec dégénérescence vitreuse ou cireuse ou dégénérescence de Zencker.

La dégénérescence cireuse est « un processus com-
« plexe, un véritable syndrome anatomique caractérisé
« essentiellement par une nécrose de coagulation spéciale
« du myoplasma (fibrilles striées) qui subit la transfor-
« mation cireuse, et, accessoirement, par l'hyperplasie con-
« comitante du sarcoplasma (protoplasma non différencié
« auquel sont dévolus les rôles de nutrition, de défense
« et de régénération de l'organe). » (G. Durante) (1).

Dans la gangrène gazeuse du cobaye, l'infection du
tissu interstitiel, la dilatation des vaisseaux, l'infiltration
du tissu conjonctif par les cellules migratrices et par les
bactéries pathogènes constitue le premier stade de l'évolution, la dégénérescence cireuse en est, en quelques
heures, l'aboutissant constant.

Ces deux éléments des lésions histologiques caracté-
risent l'affection d'une manière particulière, ils nous
paraissent notamment l'opposer à la plupart des types de
dégénérescence cireuse au cours des infections aiguës chez
l'homme, et à la myosite expérimentale du choléra des
poules. Dans les premiers cas, il s'agit de « nécroses toxiques
limitées à la substance striée qui, seule atteinte dans sa
vitalité, entre en dégénérescence sans aucune réaction des
tissus voisins » ; dans le second cas, où les lésions expérimentales présentent une intensité et une précocité comparables à celles de la gangrène gazeuse du cobaye et des
réactions identiques des cellules migratrices, l'affection
constitue encore, par son caractère de « myosite nécro-

---

(1) Cornil et Ranvier. *Manuel d'histol. pathol.*, t. 2. (Sous presse).

sante avec séquestre » (G. Durante), un type un peu spécial.

Les muscles de la cuisse du cobaye adulte vigoureux, tué en 48 heures par la gangrène gazeuse à b. septique aérobie offrent les lésions suivantes : sur une coupe longitudinale, les fibres musculaires, colorées soit par la safranine, soit par l'hématoxyline Delafied et la fuchsine picriquée (Van Giesson), présentent une désorganisation profonde ; fragmentées en blocs vitreux, translucides, irréguliers, qui ne dessinent même plus leur direction, elles ont pour la plupart perdu leur striation, présentent parfois quelques fentes longitudinales fines.

Les blocs vitreux sont tantôt isolés, offrant une cassure transversale nette, tantôt réunis par des zones granuleuses troubles autour desquelles le sarcolemme semble se rétrécir brusquement. Il n'y a pas de dégénérescence graisseuse. Sous le sarcolemme, on ne trouve pas d'hypertrophies ou de multiplications nucléaires appréciables, le processus aigu brutal paraît avoir frappé d'emblée mortellement toute la fibre.

Telles sont les lésions les plus considérables ; près d'elles, on trouve des fibres musculaires atteintes de désintégration granuleuse à des stades variables, présentant parfois un restant de striation transversale et entourées de véritables manchons de leucocytes. Parfois même, ce sont des fibres totalement conservées : il semble que l'attaque et la transformation du tissu musculaire se fasse fibre à fibre par une propagation graduelle de l'infection. Les colorations spéciales par la méthode de Gram avec faible recoloration du fond confirment cette conception et le poly-

morphisme des bactéries (qui fournissent par réensemencements des cultures pures) y donne l'impression de cultures
à différents stades sur un milieu incessamment renouvelé.
On ne trouve pas de bacilles dans les blocs vitreux mêmes,
mais ils apparaissent innombrables tout autour d'eux et
comme endigués par les gaines de sarcolemme. Cet aspect
est particulièrement caractéristique sur les coupes trans-
versales ; celles-ci rendent également bien compte de la
dissémination du processus de dégénérescence vitreuse (1)
et de l'irrégularité de sa répartition qui laisse des fibres
intactes au milieu de faisceaux totalement modifiés.

Virulence. Produits toxiques. — La virulence du
bacille septique aérobie est fragile, difficile à exalter, difficile à maintenir ; après une série de six passages sur le
cobaye avec association d'acide lactique à chaque inoculation et culture de 24 heures intermédiaire à chaque
passage, la sixième culture ne fait pas encore de gangrène gazeuse et ne tue pas le cobaye adulte si on cesse de
lui associer l'acide lactique. Obtient-on une culture possédant la virulence mortelle sans l'adjuvant chimique, l'inoculation au cobaye, dans les mêmes conditions, du premier repiquage qui en est fait échoue totalement. Nous avons
cependant trouvé un moyen rapide et assez sûr d'exaltation au moins passagère de la virulence, dans l'inocu-

____

(1) Notons de suite que cette dégénérescence cireuse, cette nécrose de
coagulation spéciale nous a paru être un des éléments caractéristiques et
constants de la gangrène gazeuse du cobaye. C'est dire que nous l'avons vue
produite par les différents agents pathogènes étudiés dans ce travail ; nous
la considérerons donc par la suite comme implicitement spécifiée par ce
terme « la gangrène gazeuse typique du cobaye ».

lation intrapéritonéale d'une assez forte dose de culture en bouillon au cobaye.

En sacrifiant brusquement l'animal 6 à 8 heures après l'inoculation et en le portant quelques heures à l'étuve à 37°, on retrouve souvent dans le liquide péritonéal non totalement résorbé un bacille dont le pouvoir pathogène est nettement accru.

Nos premières inoculations au lapin, dans les muscles de la cuisse, de cultures pures du bacille septique aérobie ne déterminèrent qu'un gonflement passager : l'inoculation intraveineuse de 1 à 2 centimètres cubes de bouillon de 48 heures ne fut suivie d'aucun trouble appréciable.

Nous sommes pourtant arrivés, par l'emploi des produits les plus virulents provenant du cobaye associés à l'acide lactique, à rendre le bacille pathogène pour le lapin, mais nous n'avons pas pu, sans doute par suite de passages faits en nombre trop restreint, réaliser de gangrène gazeuse envahissante nettement comparable à celle du cobaye : les lésions se limitent facilement, les désagrégations musculaires sont plus superficielles et moins étendues, l'animal succombe plusieurs jours seulement après l'inoculation.

L'inoculation sous-cutanée détermine la formation d'une collection séro-gazeuse crépitante à la pression, elle aboutit à l'évacuation spontanée et souvent à la cicatrisation. Dans les formes les plus bénignes de l'infection, après inoculation dans les muscles de la cuisse, on observe souvent une déformation considérable, en massue, de la patte par accumulation de sérosité citrine dans les parties déclives : cette sérosité limpide contient de rares éléments cellulaires et microbiens.

La toxicité des cultures faites avec un bacille virulent nous a paru des plus faibles. Une culture de huit jours sur bouillon peptonisé additionné de fragments de viande de bœuf, filtrée sur filtre Kitasato, à la dose de 3 centimètres cubes intrapéritonéale, ne tue que le jeune cobaye de 120 à 150 grammes en 2 à 3 jours, et est inactive sur le lapin aux mêmes doses par voie intraveineuse.

Une culture sur bouillon peptonisé à 10 pour 100 laissée deux mois à l'étuve à 37°, puis un mois à l'obscurité à 20° et réduite alors au 1/3 de son volume primitif, simplement centrifugée, est inactive sur le lapin aux doses intraveineuses de 5 centimètres cubes et ne tue que de très jeunes cobayes de 150 grammes environ aux mêmes doses intrapéritonéales. La mort survient en quelques jours, on trouve tout le liquide résorbé, on ne note pas de lésions viscérales macroscopiquement appréciables.

CHAPITRE IV

Deuxième cas. — *Homme âgé de 21 ans. Fracture compliquée de la cuisse, petite plaie cutanée, grand foyer profond infecté au moment du traumatisme. — Début de gangrène gazeuse cinq jours après l'accident, mort le 7ᵉ jour. — Bacille anaérobie très voisin du b. phlegmones emphysematosæ de Frænkel ou b. perfringens de Veillon.*

Auguste Ch..., 21 ans, maçon, entre le 28 octobre 1901 à Lariboisière pour une fracture compliquée de la cuisse droite. Le fémur est fracturé à son tiers moyen, la mobilité anormale est très accentuée, le déplacement des fragments considérable ; au même niveau, à la partie antéro-externe de la cuisse, existe une petite plaie des dimensions d'une pièce de un franc par laquelle suinte un peu de sang noirâtre. Le blessé présente en outre une fracture fermée de l'olécrâne gauche et une plaie du cuir chevelu. On pense un moment à faire la suture osseuse du fémur, mais on se contente finalement d'un nettoyage très soigneux de la plaie (savonnage, brossage, alcool, eau oxygénée), on place ensuite un pansement sec et une gouttière de Hennequin.

Le soir de son entrée, le malade présente une température de 40°, elle se maintient au même niveau le lendemain et surlendemain soir avec des rémissions matinales de 1°. Le pansement est défait le 30 octobre, puis seulement le 3 novembre, on se trouve ce jour-là en présence d'une gangrène gazeuse déjà caractérisée avec crépitation sur toute la face antérieure de la cuisse. L'état général est peu satisfaisant. T. R. le matin 38°,6.

Une incision très profonde sur la face antérieure de la cuisse donne issue à de la sérosité sanglante mêlée de gaz. En incisant largement sur la petite plaie antéro-externe, on tombe sur un grand foyer profond, origine évidente et malheureusement méconnue de l'infection, rempli de bouillie sanieuse et de pus gazeux.

Les muscles avoisinants sont noirâtres. Il n'y a pas de coloration bronzée des téguments. La température s'élève le soir à 40°, le malade présente de la dyspnée, du délire, le pouls est à peine perceptible. On constate l'apparition d'une teinte subictérique généralisée, le malade meurt le lendemain, 4 novembre, au matin.

Les recherches portèrent sur les produits extrêmement visqueux et fétides prélevés à l'ouverture de la cavité anfractueuse de la cuisse, sur les muscles de la même région, sur la sérosité couleur vin de Malaga prise la veille de la mort au fond des drains de la face antérieure de la cuisse.

Un cobaye reçoit dans les muscles de la cuisse écartés à la sonde cannelée un fragment d'aponévrose du vaste externe visqueux et fétide. Il meurt cinq jours après sans avoir présenté de gangrène gazeuse. Un cobaye reçoit dans la même région 1/2 centimètre cube de la sérosité fétide prélevée au fond des drains additionnée de 4 gouttes d'acide lactique au 1/5 : il meurt en 32 heures en hypothermie avec une gangrène gazeuse typique et d'innombrables bacilles dans la sérosité qui baigne les muscles mortifiés.

Des muscles et de la sérosité prélevés chez l'homme et de la gangrène expérimentale du cobaye un même bacille est isolé ; il n'était associé sur les préparations directes qu'à de rares diplocoques gardant le Gram, ceux-ci sont facilement éliminés dès les premières cultures.

En cultures pures, le bacille reproduit la gangrène gazeuse chez le cobaye ; même avec association d'acide lactique, il ne détermine chez le lapin qu'une tuméfaction passagère du membre inoculé.

Il est anaérobie strict, nettement immobile ; morphologiquement identique dans les cultures et dans la sérosité de l'homme il mesure $2 \mu 1/2$ à 3μ sur 1μ à peine, garde bien le Gram sur cultures de 24 heures en bouillon glucosé ; les cultures de 48 heures montrent par contre de nombreux éléments décolorés, dans les cultures de 3 jours la plupart ne gardent plus le Gram, enfin les cultures de 4 jours présentent uniquement des bacilles décolorés au Gram et ne sont absolument plus repiquables.

La relation entre la décoloration de tous les bacilles et l'impossibilité de repiquer la culture sur un milieu quelconque est constante. La décoloration de tout ou partie des éléments permet de prévoir infailliblement le résultat positif ou négatif du repiquage. Ce bacille fragmente activement la gélose glucosée profonde, il attaque également le saccharose et le lactose, coagule le lait avec acidité ; il pousse très mal à $20°-22°$ sur gélatine ; la culture est à peine appréciable après plusieurs jours, il n'y a pas de liquéfaction.

Il nous a paru qu'une identification de ce bacille au b. phlegmones emphysematosæ de Fraenkel, au b. perfringens de Veillon s'imposait. Veillon a nettement décrit le caractère de la décoloration rapide des éléments au Gram coïncidant avec la mort des cultures. Mais deux caractères peuvent rendre discutable l'identification absolue : notre bacille ne nous a jamais présenté de capsules nettes

— 53 —

dans les sérosités de l'homme ou des animaux, il n'offre
pas la section franche, carrée, des extrémités décrite
par Veillon, vue après lui notamment par Rist (*Thèse*
1898, planche 1, figure 3).

Le b. phlegmones emphysematosæ de Frænkel serait
susceptible de sporulation dans des conditions encore
imprécisées : nous n'avons jamais constaté de spores dans
nos cultures et d'ailleurs l'échec constant des repiquages
des cultures de 15 jours, soit en bouillon glucosé soit en
gélose profonde, suffit à permettre d'affirmer l'absence
de sporulation. Par contre, dans des préparations de sérosité humaine sanglante soumises au contrôle éclairé de
Veillon qui a bien voulu nous aider de ses conseils,
il nous a été donné de constater exceptionnellement dans
toute une préparation, un élément bacillaire morphologiquement identique à l'ensemble des bacilles voisins mais
nettement déformé à une extrémité par une spore réfringente ; nous ne pouvons que noter ce fait exceptionnel en
le rapprochant des faits non publiés observés par Veillon
où un chauffage de sérosités à perfringens maintenues à
70° pendant plusieurs minutes permettait encore l'obtention de cultures de ce bacille.

Nous devons à la grande obligeance de M. le Pr
Leclainche, de l'École vétérinaire de Toulouse, des échan-
tillons du sérum antigangreneux qu'il a obtenu par inoculations intraveineuses en série à l'âne de cultures du
vibrion septique en bouillon Martin (1).

____

(1) E. LECLAINCHE et CH. MOREL. Sérothérapie de la septicémie gangreneuse. *Ann. de l'Institut Pasteur*, n° 1, 1901.

Ce sérum, récolté en avril 1901, avait été chauffé à 57°-58° pendant 3/4 d'heure à trois reprises et à 24 heures d'intervalle, il nous fut remis en novembre et se présentait sous l'aspect d'un liquide opalescent, limpide, et absolument stérile. Ce sérum a, d'après MM. Leclainche et Morel, vis-à-vis de l'infection du cobaye et du lapin par le vibrion septique, une action *préventive* des plus nettes ; injecté *associé* à une dose de virus plusieurs fois mortelle, il assure la protection de l'animal sans lui conférer d'immunité durable ; il n'a d'action *curative* appréciable que dans les cas d'infection à évolution ralentie (lapin).

Ce sérum enfin « agglutine en quelques minutes les « cultures jeunes de vibrion en bouillon Martin. Cette « action agglutinante se produit aux dilutions de 1/30 à « 1/30 000 » (Besson) (1).

Il n'a pas d'action neutralisante ni agglutinante sur le virus et les bacilles du charbon symptomatique.

Nous avons recherché quelle était l'action de ce sérum sur le bacille isolé de notre deuxième cas de gangrène gazeuse de l'homme.

Nous n'avons observé aucune action agglutinante au taux de 1/10 après 1/2 heure de contact et aucune préservation des cobayes inoculés avec un mélange de sérum et de doses de virus mortelles.

____

(1) A. Besson. Technique microbiologique, 1902, p. 261.

CHAPITRE V

Troisième cas. — *Homme âgé de 41 ans.* — *Contusion de la jambe, sans plaie cutanée (?), sans fracture, suppuration gazeuse à agents pyogènes communs et à bacilles spéciaux. — Début de gangrène gazeuse 9 jours après le traumatisme amputation de la cuisse au tiers moyen, guérison. — Bacille aérobie non décrit (1).*

Dur..., terrassier, 41 ans, entre le 9 novembre 1901 à l'hôpital Lariboisière dans le service de M. le Dr Peyrot. Il a fait, il y a 8 jours, une chute de bicyclette, n'aurait eu, dit-il, à ce moment aucune plaie, mais seulement une forte contusion ; il fut immédiatement relevé et porté chez lui.

Trois ou quatre jours après sa chute sont apparues sur la jambe des phlyctènes puis des ulcérations.

A son entrée à l'hôpital, il présente au niveau de la jambe gauche (face externe) et du pied de nombreuses et larges incisions faites comme pour le traitement d'un phlegmon diffus. Le pied est cyanosé et froid, la sensibilité abolie, les téguments, à ce niveau, sont secs et violacés. Au-dessus, au niveau de la jambe, ils présentent une teinte rougeâtre, semblent macérés, enfin la partie inférieure de la cuisse montre quelques marbrures et traînées violacées. Par les incisions de la jambe les muscles extenseurs

---

(1) Ce troisième cas, moins typique que les deux premiers, nous a paru cependant, à une période un peu tardive, avoir réalisé nettement un début de gangrène gazeuse vraie heureusement arrêtée par une intervention large et précoce chez un sujet peu traumatisé. Il est intéressant d'opposer ces conditions favorables et la guérison obtenue à la virulence exceptionnelle du bacille isolé : gangrène gazeuse du cobaye en 4 heures, mort en 24 heures.

mortifiés, noirâtres, font hernie ; à ce niveau la peau est décollée et recouvre un pus sanieux, fétide, mêlé de gaz.

Le malade présente une teinte subictérique généralisée, 39° de température, un pouls bien frappé à 110. Il se plaint surtout depuis son accident d'une insomnie persistante. On se contente de pratiquer un lavage soigné du membre et des plaies et des irrigations d'eau oxygénée dans les décollements cutanés jusqu'à nettoyage complet des cavités suppurantes ; on place un pansement aseptique simple.

Le lendemain, 10 novembre, T. R. : 38°,8, on constate à la face antérieure de la cuisse une teinte bronzée nette avec crépitation gazeuse limitée au tiers inférieur, il n'y a pas de modification de l'aspect de la jambe. On pratique immédiatement l'amputation de la cuisse au tiers moyen (deux lambeaux, réunion partielle). Lavage à l'eau oxygénée. La température tombe le soir même à 36°,8.

Le 11 novembre. — T. R. : 39°. On défait le pansement, du pus fétide s'écoule des angles du moignon, à ce niveau les muscles présentent une teinte feuille morte. Lavages répétés à l'eau oxygénée.

Le 12. — On trouve les lambeaux partiellement sphacélés, noirâtres, il y a un peu de crépitation gazeuse du moignon. T. R. : 38°,5.

Le 13. — On constate une amélioration nette, il se fait une élimination de débris musculaires, il n'y a plus de crépitation gazeuse perceptible.

L'amélioration s'accentue les jours suivants, mais une large suppuration au niveau du moignon nécessite encore pendant longtemps des pansements quotidiens.

Le 5 *décembre,* alors que l'état général bon et une température oscillant entre 37° et 38° ne faisaient prévoir les jours précédents aucune complication, la température s'élève brusquement, on constate le développement d'une phlébite du membre inférieur gauche, cette phlébite est peu douloureuse, l'œdème reste stationnaire quelques jours, puis décroît lentement.

Le 16 décembre. — Il se fait une nouvelle ascension de la température et l'on trouve une collection fluctuante au niveau de la partie externe du moignon. L'incision donne issue à quelques centimètres cubes de liquide couleur de bouillon sale qui se transforme les jours suivants en pus bien lié. Des débridements profonds, des lavages répétés à l'eau oxygénée réduisent, après 15 jours, cette suppuration à un simple suintement. Le malade à ce moment ne présente plus qu'un peu d'œdème encore persistant de l'extrémité du membre phlébitique, et, du côté du moignon, un peu de suppuration superficielle des surfaces bourgeonnantes. Il sort de l'hôpital un mois plus tard.

Les recherches bactériologiques portèrent sur le pus gazeux pris à l'arrivée du blessé au niveau des décollements cutanés de la jambe, et sur la sérosité roussâtre prélevée au niveau du moignon le lendemain de l'amputation. Le pus montrait des espèces banales, streptocoques, staphylocoques, cocci deux à deux et en tétrades, puis d'assez nombreux bacilles libres ou phagocytés, gardant le Gram et semblant identiques morphologiquement. Dans la sérosité, on trouvait presque uniquement ces mêmes bacilles immobiles, trapus, à extrémités arrondies, mesurant $2\,\mu\,1/2$ à $3\,\mu$ sur $1\,\mu$, gardant le Gram et parfois nettement auréolés sans capsule franche. L'inoculation au cobaye d'une des premières cultures obtenues, montrant uniquement des streptocoques et des bacilles, réalisait *en quatre heures* chez le cobaye une gangrène gazeuse de tout le membre et le tuait en 20 heures en hypothermie avec processus de putréfaction étendu à toute la paroi abdominale.

Le bacille isolé, reproduisant en cultures pures la gangrène gazeuse du cobaye, est aérobie de prédilection et absolument immobile sur tous les milieux.

Ses dimensions y sont très nettement inférieures à celles
qu'il présente dans les sérosités de l'homme et du cobaye :
il ne mesure que 2 μ au plus sur 3/4 de μ d'épaisseur.
Les spores sont des plus nettes et constantes sur tous les
milieux, elles occupent régulièrement la partie moyenne
du bacille qu'elles déforment peu et laissent très peu de
protoplasma colorable aux deux extrémités de l'élément.
Le bacille prend bien le Gram.

Il cultive assez bien sur les milieux usuels, donne sur
bouillon peptonisé et sur peptone pure un voile pelliculaire
fragile et un trouble uniforme montrant des ondes soyeuses
par agitation, les spores sont très abondantes en 24 heures.
L'odeur est fétide, la culture se fait parfois avec dégagement
gazeux et, sur peptone pure, donne une réaction d'indol
nette en 24 heures. Sur gélose, la culture est faiblement
abondante, les colonies isolées ont l'aspect de fines colonies
de pneumocoque. La culture sur gélatine se fait très mal à
20° pour des ensemencements peu abondants (au fil de platine droit), en ensemençant en piqûre à la pipette on obtient
en 8 jours une strie profonde, blanche, rectiligne, sur-
montée à la surface par une petite sphère de liquéfaction
(aspect d'épingle à grosse tête), on ne note pas de dégagement gazeux. Le lait est franchement coagulé, sans gaz,
sans modification de sa réaction neutre, puis le coagulum
se liquéfie avec production d'une odeur extrêmement
fétide et réaction d'indol très nette. La culture se fait bien
sur l'albumine stérilisée en eau distillée, les cubes d'albumine sont rapidement liquéfiés. Le bacille ne pousse pas
sur urine fraîche stérilisée à 110°, ni sur liquide de Raulin

Il attaque le glucose, le saccharose, le galactose, la dextrine, la glycérine et l'amidon ; il est sans action sur le lactose, la mannite, l'érythrite, l'inuline, la graisse et la fibrine. Il réduit les nitrates en nitrites, en présence de la peptone.

Ce bacille n'est pas agglutiné à quelque taux que ce soit par le sérum de Leclainche : nous avons tenté quelques essais de sérothérapie curative chez le cobaye avec les premiers produits virulents obtenus et alors que nous n'avions encore pour ainsi dire aucune donnée sur les caractères essentiels de l'agent pathogène. Les résultats fournis par une série de six cobayes de poids sensiblement égal, simultanément inoculés avec une dilution au 1/10 en bouillon stérile de sérosité d'un premier cobaye mort en 20 heures, furent les suivants :

Cobaye A témoin reçoit 1/2 centimètre cube de la dilution précitée, meurt en 20 heures.

Cobaye B reçoit la même dose, et simultanément, à distance, 2 centimètres cubes de sérum de Leclainche, meurt en 24 heures.

Cobaye C reçoit la même dose additionnée de 2 centimètres cubes de sérum, meurt en 24 heures.

Cobaye D est traité de la même manière et reçoit au bout de 20 heures, à distance, une nouvelle dose de 2 centimètres cubes de sérum, meurt en 40 heures.

Cobaye F reçoit 1/2 centimètre cube de la dilution virulente, et 4 heures après seulement, 2 centimètres cubes de sérum à distance, meurt en 30 heures.

Tous ces animaux succombent en hypothermie avec des lésions de gangrène gazeuse étendue.

L'inoculation au lapin de sérosités virulentes du cobaye ou de cultures pures ou additionnées d'acide lactique ne déterminent que des symptômes locaux passagers.

Nous avons en vain cherché dans la littérature bacté-riologique une espèce classée identifiable à l'agent patho-gène de ce troisième cas de gangrène gazeuse de l'homme. Ses caractères morphologiques, son immobilité, ses au-réoles inconstantes dans les sérosités, ses cultures moins exubérantes sur les milieux usuels, la production d'indol aux dépens de la peptone et du lait le distinguent égale-ment de notre bacille septique aérobie.

CHAPITRE VI

Quatrième cas. — *Homme âgé de 64 ans. — Broiement des deux os de la jambe à leur extrémité inférieure, amputation de la jambe trois heures après l'accident, gangrène gazeuse caractérisée 3 jours après. — Incisions multiples du membre, guérison (1). — Bacille septique aérobie à virulence très faible.*

Quert... Pierre, 64 ans, employé de chemin de fer, entre à l'hôpital Lariboisière dans le service de M. le Dr Peyrot, le 20 mars à 7 heures et demie du matin. Une demi-heure auparavant, il a eu le membre inférieur droit pris entre un mur et un plan incliné accroché à un wagon. Les deux os de la jambe ont été broyés au niveau de l'articulation tibio-tarsienne, l'écrasement a été complet, le pied, froid et exsangue, ne tient plus à la jambe que par un lambeau charnu externe. Le broiement a fait l'hémostase, rien ne saigne.

M. le Dr Souligoux, Assistant de M. le Dr Peyrot, fait l'amputation de la jambe, trois heures après l'accident, à cinq travers de doigt au-dessous de l'articulation du genou (lambeau postérieur, pas de drainage). La température axillaire du soir est de 37°,5. Le lendemain au matin T. : 37°,2, l'état général du malade semble satisfaisant, les suites paraissent devoir être simples. Le soir T. : 37°,4.

Le 22 *mars.* — On constate à la racine de la cuisse une coloration jaunâtre, mais cette région est indolore, la température est à 37°,4, l'état général semble assez satisfaisant : on ne défait pas le pansement. Le soir T. : 39°,2.

------

(1) Je dois cette observation à l'obligeance de mon collègue et ami le Dr Deschamps.

Le 23 au matin, on trouve, tout le long de la face interne du membre, du moignon à l'aine, une traînée bronzée et très nettement crépitante. Au niveau du moignon, une bouillie putride empèse les pièces de pansement, les téguments et les muscles sont mortifiés, noirâtres, la pression à leur niveau fait sourdre une sérosité brune mêlée de bulles gazeuses, l'odeur est horriblement fétide. L'état général du malade contraste cependant avec ces symptômes locaux, il a bien dormi, dit-il, n'a pas eu de frisson. La langue est sèche, il n'y a pas de subictère. Le pouls est bien frappé, à 110. Pas de dyspnée. T. : 37°,6.

M. le Dr Souligoux pratique au niveau de la traînée bronzée où la crépitation gazeuse est des plus nettes, trois incisions verticalement superposées du moignon au pli de l'aine et deux incisions à la partie externe de la cuisse ; la pression fait sortir à leur niveau du sang de coloration normale et quelques bulles gazeuses. On lave le membre à l'éther et à l'eau oxygénée, on pratique des injections de sérum antitétanique et de solution saline physiologique. Le soir T. : 38°.

Le lendemain 24 *mars*, l'état général reste assez satisfaisant, la langue est toujours très sèche, mais c'est le seul symptôme dont se plaigne le malade. La température ne dépasse pas 38° et se maintient dans les mêmes limites les jours suivants. Il se fait alors au niveau du moignon une élimination lente de débris sphacélés avec disparition assez rapide de la fétidité et établissement d'une suppuration à agents pyogènes communs.

Les recherches bactériologiques portèrent sur les produits visqueux et fétides et la sérosité gazeuse prélevés au niveau du moignon le 23 mars, sur le sang mêlé de bulles gazeuses pris au moment des incisions faites le même jour au niveau des points de coloration bronzée. Ce sang ne cultiva pas en cultures soit aérobies, soit anaérobies, 1 centimètre cube environ au total avait été ensemencé.

Les premiers produits pris sur le moignon donnèrent
au contraire des cultures également abondantes de deux
espèces microbiennes, toutes deux aérobies de prédilection. Il n'y avait pas d'autres espèces semblant morphologiquement différentes sur les préparations directes de sérosité, il ne fut pas isolé d'espèce anaérobie stricte dans les
cultures. Il s'agissait d'un staphylocoque blanc banal sans
pouvoir pathogène spécial et d'un bacille. *Ce bacille est, par
l'ensemble de ses caractères, rigoureusement identifiable au
bacille septique aérobie de notre premier cas. Les caractères
morphologiques des éléments, les dimensions, la mobilité,
la sporulation, les réactions de coloration, les cultures
sur les milieux usuels ou spéciaux, l'action sur les hydrates
de carbone offrent la similitude la plus remarquable. Un
caractère distingue seul les deux espèces : ce second bacille
septique aérobie attaque le lactose en même temps que la
caséine* (1). Ce bacille possédait un pouvoir pathogène
des plus faibles : l'inoculation des produits septiques
impurs était sans action sur le cobaye et le lapin, l'inoculation au cobaye de cultures pures du bacille additionnées d'acide lactique, tantôt restait sans effet, tantôt
déterminait chez l'animal une gangrène gazeuse sponta-
nément curable sans escarre.

---

(1) Cette attaque est des plus nettes, dans le lait comme dans les solutions
de lactose pur. Les tubes ou matras de lait, ensemencés et placés à l'étuve à
38°, montrent en 24 heures une transparence jaunâtre du milieu sur une
profondeur de 1 centimètre. La réaction reste neutre ou légèrement alcaline.
La transformation du milieu se fait rapidement de la surface à la profondeur,
elle est complète en 3 à 4 jours et la réaction est devenue à ce moment très
nettement acide.

CHAPITRE VII

RECHERCHES EXPÉRIMENTALES

A la suite des cas précités observés chez l'homme, nous avons tenté de retrouver dans des produits pathologiques variés, dans la terre végétale, dans les eaux polluées, des espèces microbiennes comparables à celles que nous avons vues décrites ou à celles que nous avions personnellement isolées. Nous avons procédé par inoculations d'emblée au cobaye ; nous rappelant la sensibilité de cette espèce aux agents de la gangrène gazeuse de l'homme, au bacille de Wicklein, aux bacilles de Frænkel et de Veillon et aux nôtres, nous étions en droit de considérer les agents pathogènes qui seraient ainsi isolés comme dangereux pour l'homme et, toutes conditions favorisantes égales d'ailleurs, comme susceptibles de faire chez lui de la gangrène gazeuse aiguë.

Nous avons pratiqué douze séries d'inoculations au cobaye. La plupart des inoculations furent faites avec association d'acide lactique, chaque série était relative à un produit distinct (1).

---

(1) Ces inoculations comprirent : des fragments de gangrène pulmonaire, du liquide de pleurésie fétide, de la sérosité de polype utérin sphacélé, de la terre végétale, de l'eau de Seine, des fèces d'âne, cheval, vache, chien.

Nous pouvons résumer en quelques pages les recherches assez longues auxquelles nous ont entraîné les cas de gangrène gazeuse du cobaye obtenus dans 4 séries seulement. Nous n'avons jamais déterminé de tétanos, jamais rencontré le vibrion septique, rarement les animaux ont succombé en dehors des 4 séries de cas où la gangrène gazeuse fut obtenue.

1. *Eau vaseuse de Seine.* — Cette eau fut inoculée à la dose de quelques gouttes, sans association d'acide lactique, dans les muscles de la cuisse d'un cobaye adulte vigoureux, la mort survint en 36 heures avec une gangrène gazeuse étendue. Un bacille fut isolé qui reproduit constamment la gangrène typique du cobaye.

Ce bacille est anaérobie strict, immobile, mesure 4 à 5 μ de longueur sur 1 μ, garde le Gram dans les sérosités et les jeunes cultures, fragmente activement la gélose glucosée profonde, attaque le saccharose et le lactose, coagule le lait avec acidité. Une culture, abandonnée à l'étuve à 37° à l'obscurité pendant 8 jours, ne présente plus que des bacilles décolorés par le Gram et n'est plus repiquable quels que soient les milieux offerts et l'abondance du réensemencement. Ce bacille présente dans la sérosité du cobaye des capsules nettes. Par ce dernier caractère et par ses dimensions un peu plus considérables il diffère du bacille de notre second cas de gangrène gazeuse de l'homme.

C'est, par contre, celui des bacilles isolés dans nos recherches qui nous a paru le mieux identifiable au b. perfringens de Veillon et Zuber, réserve faite cependant encore de la faible épaisseur des éléments et de l'aspect de leurs extrémités le plus souvent nettement arrondies.

II. *Terre végétale des jardins de l'hôpital Lariboisière.* — Cette série d'inoculations (les premières furent faites avec acide lactique) nous a donné un bacille anaérobie strict, sans capsules nettes, fragmentant la gélose profonde, attaquant le saccharose et le lactose, poussant très mal sur gélatine. Les cultures en bouillon glucosé n'étaient pas repiquables après 5 jours, étaient complètement décolorées par la méthode de Gram. L'identité avec le bacille de notre second cas de gangrène gazeuse de l'homme nous a paru des plus nettes.

Nous avons recherché la sporulation dans la sérosité du cobaye mise en pipettes closes et conservée à l'étuve à 37° et à 20° à l'obscurité. Cette recherche nous a donné des résultats constamment négatifs et pour l'examen direct et pour le chauffage 4 et 5 minutes à 70°. Ce bacille n'est pas agglutiné à quelque taux que ce soit par le sérum de Leclainche. Le sérum associé à la dose mortelle de sérosité virulente (mélange de 2 centimètres cubes de sérum et de 1/2 centimètre cube de sérosité) n'a pas d'effet curatif sur le cobaye.

III. *Polype utérin sphacélé.* — Il s'agissait, dans une troisième série d'inoculations, de pus et de sérosité prélevés aseptiquement dans la partie centrale d'un polype utérin sphacélé, horriblement fétide, primitivement diagnostiqué cancer de l'utérus et enlevé une heure auparavant.

Le bacille isolé, pullulant dans les muscles gangrenés du cobaye, est très voisin de notre bacille septique aérobie. Peut-être même doit-il être regardé comme une variété de ce bacille, si l'on ne considère pas qu'une mobilité plus lente, qu'une sporulation moins nette et plus tardive, que des auréoles inconstantes dans les sérosités des animaux inoculés, constituent des motifs de différenciation opposables à une similitude des caractères morphologiques et de coloration, des caractères des cultures sur milieux usuels et de l'action sur les hydrates de carbone.

Ce bacille est nettement aérobie, prend le Gram, se sporule sur tous les milieux usuels. Il pousse bien sur gélose, bouillon, sur la gélatine qu'il liquéfie rapidement ; sur eau peptonisée il ne produit pas d'indol après un temps quelconque de culture, il coagule nettement le lait sans acidification et avec redissolution du coagulum, liquéfie l'albumine et le sérum coagulé, transforme les nitrates en nitrites en présence de la peptone. Il attaque la glycérine, le glucose et le galactose, le maltose et le saccharose, la dextrine et l'amidon, il n'attaque pas la mannite, l'érythrite, le lactose et l'inuline. Il détermine la fermentation butyrique de quelques-uns de ces milieux et notamment de l'amidon.

En opposition à ces caractères de similitude avec le b. septique aérobie, il est nettement plus volumineux, plus trapu que ce bacille, mesure, sur certains éléments non sporulés de 2 cultures parallèles $1/2\,\mu$ de large de plus. Ce caractère, ses mouvements à la fois beaucoup plus lents et plus étendus, le peu d'abondance des éléments sporulés dans une culture de 48 heures et de spores libres dans une culture d'une semaine nous a toujours facilement permis le diagnostic différentiel exact de 2 cultures parallèles. Ce ne sont sans doute pas là des caractères permettant d'affirmer une différenciation nette de 2 espèces, surtout en regard d'une action pathogène identique.

IV. *Eau vaseuse de Seine*. — Les premières inoculations de cette série, faites sans acide lactique, tuent le cobaye avec une gangrène gazeuse nette, mais présentant à l'autopsie des lésions macroscopiques plus limitées que dans les cas précédents ; la sérosité est rare au niveau de la cuisse inoculée, on n'en trouve pas au niveau de la paroi abdominale. Ces caractères ont persisté dans les inoculations ultérieures de cultures pures. Par contre, les lésions microscopiques restent bien celles de la gangrène gazeuse typique du cobaye. Le bacille isolé est un bel exemple d'espèce anaérobie de *prédilection*, il ne cultive pas en surface sur milieux solides, mais peut cultiver et même être repiqué une ou deux fois en tubes de bouillon ou de peptone glucosée. Sur les tubes de gélose inclinée, alors que l'ensemencement a été fait largement à la surface et dans l'eau de condensation, il pousse dans l'eau de condensation et parfois à la face profonde du bloc de gélose en donnant des bulles gazeuses. Sur les tubes de gélose sucrée profonde, il ne pousse jamais à la surface libre, mais la culture commence à quelques millimètres au-dessous et est, à partir de ce niveau, également abondante jusqu'au fond du tube.

Il est facilement sporulé, nettement immobile dans les sérosités et les différents milieux.

Les éléments, très dissemblables comme dimensions dans une culture de 48 heures, peuvent varier de 1 μ. 1/2 à 4 μ. en longueur sur une largeur moyenne de 1 μ. Ils se groupent souvent par deux bacilles courts intimement articulés, en voie de sporulation, forment d'autres fois des chaînettes d'éléments d'apparence dissemblable par leur grandeur, leur volume, et la sporulation des uns opposée à la coloration en masse des autres.

Les cultures se font facilement sur milieux usuels, bouillon peptone, gélose ordinaire, lait, de 22° à 40°; moins bien sur gélatine anaérobie : sur ce milieu, on obtient cependant, après plusieurs jours à 20°-22°, des flocons blanchâtres entourant un point central opaque et qui tombent peu à peu au fond du tube à la faveur de la liquéfaction lente du milieu.

On n'obtient pas de culture sur eau peptonisée à 5 pour 100.

Le lait est nettement coagulé avec réaction franchement acide, il se fait ensuite, sans modification de cette réaction, une dissolution lente du coagulum, sans réaction d'indol après un temps quelconque de culture.

Le bacille attaque la glycérine et l'érythrite, le glucose et le galactose, le saccharose, le maltose et le lactose, la dextrine, l'inuline et l'amidon : la mannite n'est pas attaquée.

La fibrine et l'albumine ne sont pas modifiées dans les cultures en eau peptonisée ou en bouillon simple (milieu alcalin) ou glucosé (milieu acide). En présence du bouillon, les nitrates ne sont pas réduits.

La sporulation est constante et abondante sur tous les milieux usuels, une culture de 48 heures en bouillon faiblement alcalinisé (ce milieu très favorable correspond à une solution de 1ᵍʳ,424 de soude caustique pour 1 000) montre déjà de très nombreuses spores libres. Par contre, la sporulation n'apparaît pas dans les milieux peptonisés additionnés d'une forte proportion de glucose (5 à 10 pour 100). Sur ce milieu, les colorations spéciales, le chauffage à 70° pendant quelques minutes nous ont toujours affirmé l'absence de spores ; l'acidité rapidement développée dans le milieu glucosé nous a paru être la cause de cette modification. La culture en série sur le même milieu pendant douze générations repiquées de deux jours en deux jours, n'aboutit d'ailleurs pas à la réalisation d'une race définitivement asporée, la 13° génération remise sur bouillon simple fait des spores comme la culture initiale.

Le bacille, obtenu en cultures pures avec ces caractères, garde sa virulence pour le cobaye dans les premières générations, puis son activité pathogène décroît après quelques cultures sans passages. On peut obtenir avec ces cultures de virulence décroissante ce que nous n'avons jamais observé avec aucune des espèces précédentes : une gangrène gazeuse à forme subaiguë durant 6 à 7 jours, se terminant par la guérison sans escarre. Les lésions des muscles, étudiées sur l'animal sacrifié au 5° jour de l'infection sont identiques à celles que nous avons décrites dans la gangrène gazeuse aiguë du cobaye, mais on trouve des réactions appréciables des cellules musculaires et en certains points des processus de réparation déjà caractérisés.

Les cultures virulentes pour le cobaye paraissent sans action sur le lapin à fortes doses inoculées dans les muscles, même avec association d'acide lactique.

Le bacille n'est pas agglutiné extemporanément (après un quart d'heure de contact) par le sérum de Leclainche aux taux de 1/10 et de 1/5. Il semble, par contre, qu'on observe une action réelle sur les bacilles à l'état naissant dans des tubes de culture simultanément ensemencés et additionnés de sérum : la culture se fait en flocons déposés au fond du tube avec léger éclaircissement de la partie supérieure. Il faut d'ailleurs, pour obtenir cette agglutination incomplète et qui montre dans les préparations en goutte pendante de nombreux bacilles restant isolés, une proportion minima de sérum de 1/50.

Le cobaye n'est pas préservé par l'adjonction de 2 à 3 cc. du sérum à la dose mortelle de virus.

Ce bacille, nettement distinct du vibrion septique, nous a paru présenter les caractères de plusieurs espèces décrites : il se rapprocherait du bacille décrit par Wicklein dans deux cas de gangrène gazeuse de l'homme, réserve faite de la mobilité, et du pseudo-œdem bacillus isolé par Liborius de la terre de jardin. La description succincte de ces deux auteurs ne nous autorise d'ailleurs pas à une identification précise.

Les caractères décrits par Carrière(1), au bacille d'Achalme-Thiroloix (bacille du rhumatisme articulaire aigu à tendances viscérales) à propos d'un cas de purpura d'origine microbienne, nous conduisent à une comparaison de ce bacille et de celui que nous avons isolé, mais il est assez remarquable de noter que si la description de Carrière nous autorise à ce rapprochement, il n'en est absolu-

---

(1) *Arch. de méd. expérimentale*, 1901, n° 2.

ment pas de même des caractères donnés par Achalme au cours de deux publications successives (1).

Carrière considère pourtant les deux espèces, celle d'Achalme et la sienne, comme identiques; il y a là un évident exemple de l'utilité des recherches méthodiques en bactériologie. La sporulation exceptionnelle notée par Achalme sur les milieux usuels, la nécessité d'une anaérobiose absolue, enfin l'action sur les hydrates de carbone et les matières azotées sont autant de caractères différentiels entre son bacille et celui que nous avons étudié. D'autre part, dans la description de Carrière, la sporulation semble constante, le bacille peut cultiver en aérobie, il coagule le lait avec gaz, mais « au bout de trois semaines à un mois le coagulum devient jaunâtre et transparent », enfin il n'est pas fait mention de l'action sur les hydrates de carbone.

____

(1) P. Achalme. Recherches bactériologiques sur le rhumatisme articulaire aigu. *Ann. de l'Institut Pasteur*, novembre 1897, et *Cong. de médecine*, 1900. Section de bactériologie.

CONCLUSIONS

La gangrène foudroyante de Maisonneuve, la gangrène gazeuse aiguë des chirurgiens, infection à type clinique bien spécial, de pronostic extrêmement sévère, heureusement rare aujourd'hui, ne correspond à aucune spécificité microbienne précise.

Elle n'est même pas, comme son caractère d'affection gangreneuse putride tend à le faire admettre, l'apanage de microbes réunis par un caractère commun : l'anaérobiose. Il nous a été donné d'observer le premier cas actuellement connu démontrant d'une manière indiscutable sa réalisation typique chez l'homme par un bacille aérobie.

Ce bacille n'est identifiable à aucune espèce classée. Nous l'avons pour la première fois décrit sous le nom de *bacille septique aérobie* qui rappelle les caractères essentiels qui d'une part le rapprochent, d'autre part le distinguent du vibrion septique de Pasteur. Il nous a été donné de le retrouver depuis dans un nouveau cas de gangrène gazeuse de l'homme.

D'autres espèces anaérobies et aérobies peuvent de même déterminer la gangrène gazeuse, leur nombre est certainement destiné à s'accroître avec la fréquence plus grande des observations bactériologiques rigoureuses et systématiquement conduites ; ces données, si elles ne contre-indiquent pas implicitement chez l'homme les tentatives thérapeutiques qui seraient basées sur une sérothérapie spécifique, leur laisse seulement l'espoir douteux de résultats inconstants.

TABLE DES MATIÈRES

PLANCHE I

Figures 1 a 6

PLANCHE I

Toutes les photographies bactériennes sont faites identiquement au grossissement du micromètre de la planche I.

(Microscope obj. imm. homog. 1/12 Nachet. Oculaire à projection Nachet. Tirage 80^{cm}.)

Figure 1. — *Bacille septique aérobie.* Culture de 48 heures en bouillon peptonisé. Coloration par le liquide de Ziehl à froid.

— 2. — Sérosité péritonéale du cobaye à *b. septique aérobie* (inoculation dans les muscles de la cuisse, mort en 48 heures). Gram.

— 3. — Muscles de la cuisse du cobaye à la 40e heure de l'infection à *b. septique aérobie* (le témoin meurt en 46 heures). Coloration par l'hématoxyline Delafied et la méthode de Van Giesson. Gr. 85 diam.

— 4. — *Bacille* isolé du centre d'un *polype utérin sphacélé* (Recherches expérimentales, III). Culture de 48 heures en bouillon peptonisé. Coloration par le liquide de Ziehl à froid.

— 5. — *Bacille du deuxième cas de g. gazeuse de l'homme.* Culture de 24 heures en bouillon glucosé anaérobie. Gram.

— 6. — Sérosité de l'homme montrant le même bacille associé à un diplocoque. Gram. Éosine.

1/100 de mm = 10 mm

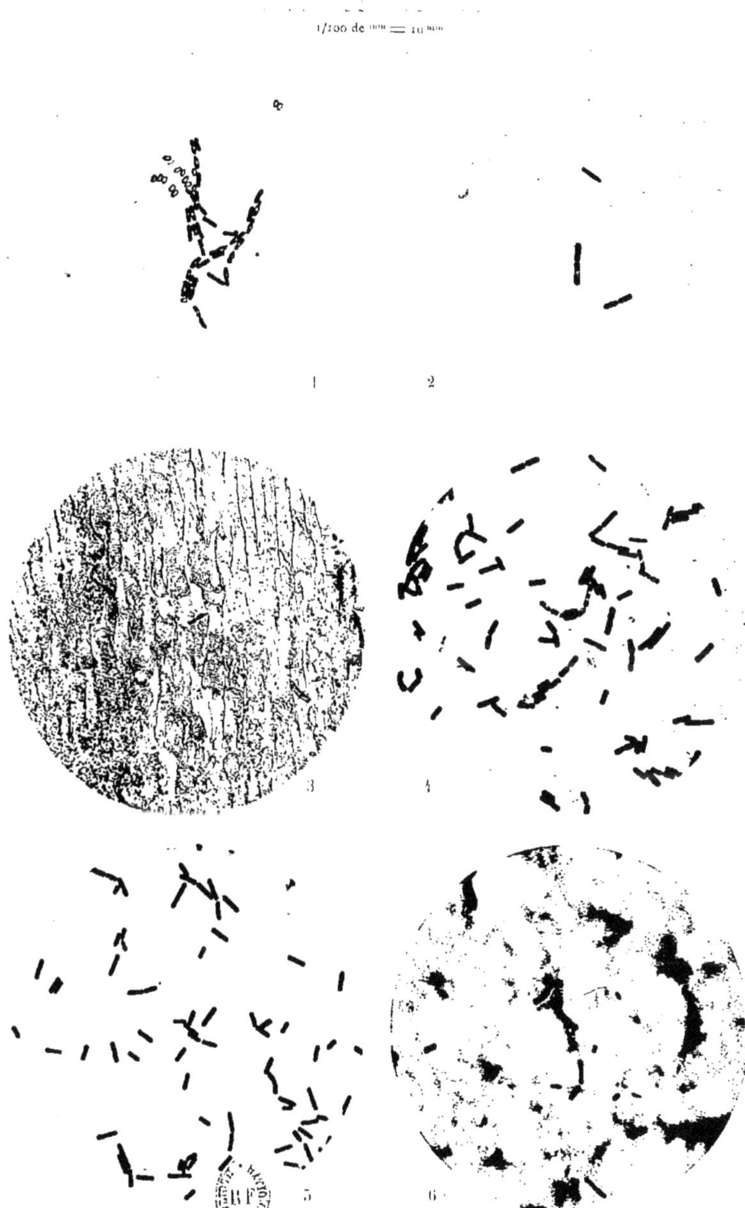

PLANCHE II

Figures 7 a 12

PLANCHE II

Figure 7. — *Bacille du troisième cas de gangrène gazeuse de
l'homme.* Culture de 48 heures en bouillon peptonisé.
Coloration par le liquide de Ziehl à froid.

— 8. — Sérosité sanglante de l'homme montrant le même bacille.
Gram. Éosine.

— 9. — Pus de l'homme montrant le même bacille, associé à des
cocci. Phagocytose. Gram. Éosine.

— 10. — *Bacille* d'une gangrène gazeuse du cobaye déterminée par
inoculation d'*eau vaseuse de Seine* (Recherches expérimentales, 1). Sérosité de la cuisse du cobaye. Ziehl. Acide
acétique.

— 11. — *Bacille* isolé d'une gangrène gazeuse du cobaye déterminée
par inoculation d'*eau de Seine* (Recherches expérimentales, IV). Culture de 24 heures en bouillon glucosé anaérobie. Gram.

— 12. — Le même bacille dans la sérosité du cobaye. Ziehl. Acide
acétique.

9 782019 943820